Kawasaki Disease

川崎病

増え続ける謎の小児疾患

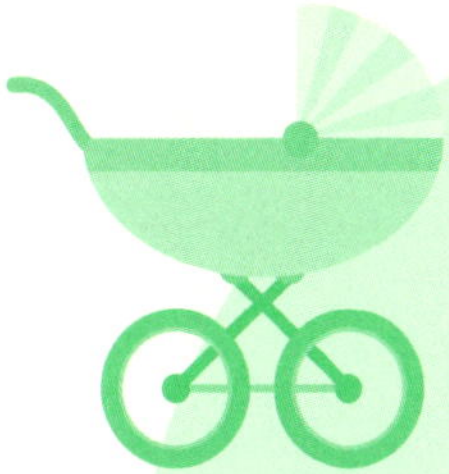

Masaru Miura
三浦 大
東京都立小児総合医療センター副院長

弘文堂

はじめに

川崎病という病気を知っていますか?

子どもを持つ親御さんや以前に流行したときにかかった大人の方は、病名は聞いたことがあるかもしれません。医療関係者でも、小児科領域以外の方は詳しくは知らないのではないでしょうか。「子どもが発熱する病気で心臓病になることがある」といったイメージがあれば正しいのですが、病名の由来はご存じない方も多いかと思います。

かつて神奈川県川崎市に気管支喘息が多かった時代には、その地域特有の公害病と誤解されたという話もあります。実際には川崎は地名ではなく人名であり、日本の誇る川崎富作先生が発見した病気です。

いまではこの病名が世界的に認められていますが、この病気の存在が医学界に認められ、合併症や治療法が確立するまでには長い紆余曲折がありました。

川崎病は、乳幼児に多い発熱性疾患で、突然の高熱が数日続いた後、眼や唇の充血、身体の発疹、手足の発赤、首のリンパ節腫脹などの症状をともなうようになります。全身の血管に炎症が生じ、心臓の筋肉を栄養する冠動脈に瘤《こぶ》が生じることが最大の合併症です。適切な治療が行われないと、二〇～三〇パーセントの患者さんに冠動脈の拡大や瘤が認められます。心臓の弁、筋肉、外膜に炎症を起こすこともあります。

小さな瘤はしばしば改善（退縮）しますが、大きな瘤は生涯残存することが多く、子どもや若い大人の狭心症や心筋梗塞《しんきんこうそく》といった虚血性心疾患の原因になります。重症例では、瘤の破裂や心筋梗塞、ショック、脳症などから突然死することもある怖い疾患なのです。

川崎先生は、日本赤十字社中央病院（現在の日本赤十字社医療センター）に勤務されていた一九六一年当時、初めて川崎病の患者さんに出会いました。その後、同様の症状の患者さんを診療し、従来の概念に当てはまらない新しい病気の出現を確信し、医学界で発表しました。しかし、一介の小児科医である川崎先生の主張は、当時の学会の頂点にいた大学教授たちには受け入れられませんでした。

川崎先生が、一九六七年に日本語の論文、一九七四年に英語の論文を著した後、米国でも同様の症例が出現しました。そして、米国で川崎病の存在が認められたことで、いわば逆輸入の形で日本でも病名が受け入れられていきました。旧弊なアカデミズムを打破し、新しい病気を確立した川崎先生の信念と業績は特筆するべきものがあります。

川崎病は世界中で発生していますが、欧米に比べ、日本をはじめ、韓国、中国、台湾といった東アジアの子どもによくみられます。四歳以下、とくに一歳前後に好発し、女児よりも男児に多い傾向があります。日本では、子どもの人口の減少にもかかわらず、川崎病の発生数は増加し続け、近年では年間一万五〇〇〇人を超えています。現代では、乳幼児のおよそ七〇人に一人は川崎病にかかっており、決して珍しい病気といえなくなりました。

この本を読んでくださっている方の中には、川崎病になったお子様の親御さんや、ご自身が子どもの頃に川崎病になった方もいると思います。そうでない方でも、ご友人やご親戚など周りに川崎病になった患者さんは、意外にいるのではないでしょうか。

川崎病の原因究明は、日本に限らず世界中の研究者が取り組んできました。病原体の感染、環境の影響、免疫の異常などさまざまな説が提唱されてきましたが、いまだ決定的なものはありません。原因がわからないので、予防法もなく、確実に診断する検査法もありません。

それでも、世界の小児科医が力を合わせて治療法を発展させてきました。献血された血液から抽出した免疫グロブリン製剤を静脈注射し、解熱鎮痛薬としても用いられるアスピリンを経口投与すると、八〇パーセント以上の患者さんは解熱して状態が改善します。免疫グロブリン療法の効きが悪い患者さん（不応例）にも種々の治療法が考案され、現代では冠動脈瘤《かんどうみゃくりゅう》の発生率は二〜三パーセントと、無治療の場合の一〇分の一に抑えられるようになりました。

しかし、年間約一万五〇〇〇人の二〜三パーセントですから、現代でもおよそ三〇〇〜五〇〇人の冠動脈瘤の患者さんが発生している計算になります。冠動脈瘤を合併しても、改善（退縮）することが多く、残存しても血液が固まりにくくなる薬剤を服用することで虚血性心疾患を予防できるようになっていますが、生涯にわたり虚血性心疾患のリスクになる恐れは否めません。まれには、死亡にいたる症例もいまだ報告されているのです。

川崎病が発見された当時の患者さんは現在五〇歳代、大流行した一九八〇年代の患者さんは三〇歳代になっています。以前は治療も検査も不十分でしたので、冠動脈瘤が見逃されている可能性もあります。冠動脈瘤があっても通常は症状がないので、通院しなくなっている方（いわゆるドロップアウト）も少なくありません。また、冠動脈瘤の合併がなく順調に回復された方でも、データが不十分なため、生涯の経過は正確にはわかっていません。

謎の現代病である川崎病は、今でも原因不明のまま増加し続けており、子どもに心臓病を起こし、まれには突然死をきたす疾患です。子育て中のお父さんやお母さんには、ぜひ川崎病のことを知っておいてほしいと思います。子どもの頃に川崎病になった大人の方も、最新の情報を確認するべきで、場合によっては病院にかかる必要があるかもしれません。

このような重大な病気を発見した川崎先生の素晴らしい業績は、小児科医には有名ですが、社会一般にはあまり知られていません。大流行や突然死が騒がれた一九八〇年代にはマスコミの話題になりましたが、その後は「原因究明か?」というニュースが散見されるのみです。この理由は、川崎病に関する一般向けの良書がないことも一因と考えられます。

私は一九八五年に小児科医になり、循環器病を専門に診療に携わってきました。小児循環器病の主体は生まれつきの心臓病(先天性心疾患)ですが、総合病院で働いているうちに、生まれた後になる心臓病(後天性心疾患)の代表である川崎病に関心を持つようになりました。

二〇〇二年に渡米し、免疫学的な川崎病の病因について基礎研究に従事しました。帰国してからは、急性期治療の強化療法に関する多施設共同研究を行い、冠動脈瘤の減少に努めてきました。最近では、冠動脈瘤合併後の経過について全国的な多施設共同研究を進めています。

川崎病に関する学会や研究会に参加するうち、今でも出席されることが多い川崎先生の知遇を得るようになりました。また、基礎から臨床まで幅広いジャンルにおいて、道を拓いてきた先輩、共同研究したり切磋琢磨したりする同輩、新しいテーマに挑む後輩と交流を深めてきました。

そこで、一般の方には川崎先生の世界的業績や川崎病の実態を、小さな子どもを育てている親御さんには川崎病の注意点を、川崎病になった患者さんやご家族には病気の基本を知っていただくために本書を執筆しました。最新のトピックも含めた医学情報を、一般の方に理解しやすいように記載いたしました。

川崎先生の足跡に関しては、少しでもわかりやすくなるように、小説風に書いた「川崎病物語」を挿入しました。この部分は史実に沿ったつもりですが、多少のアレンジを施していることをご了承ください。

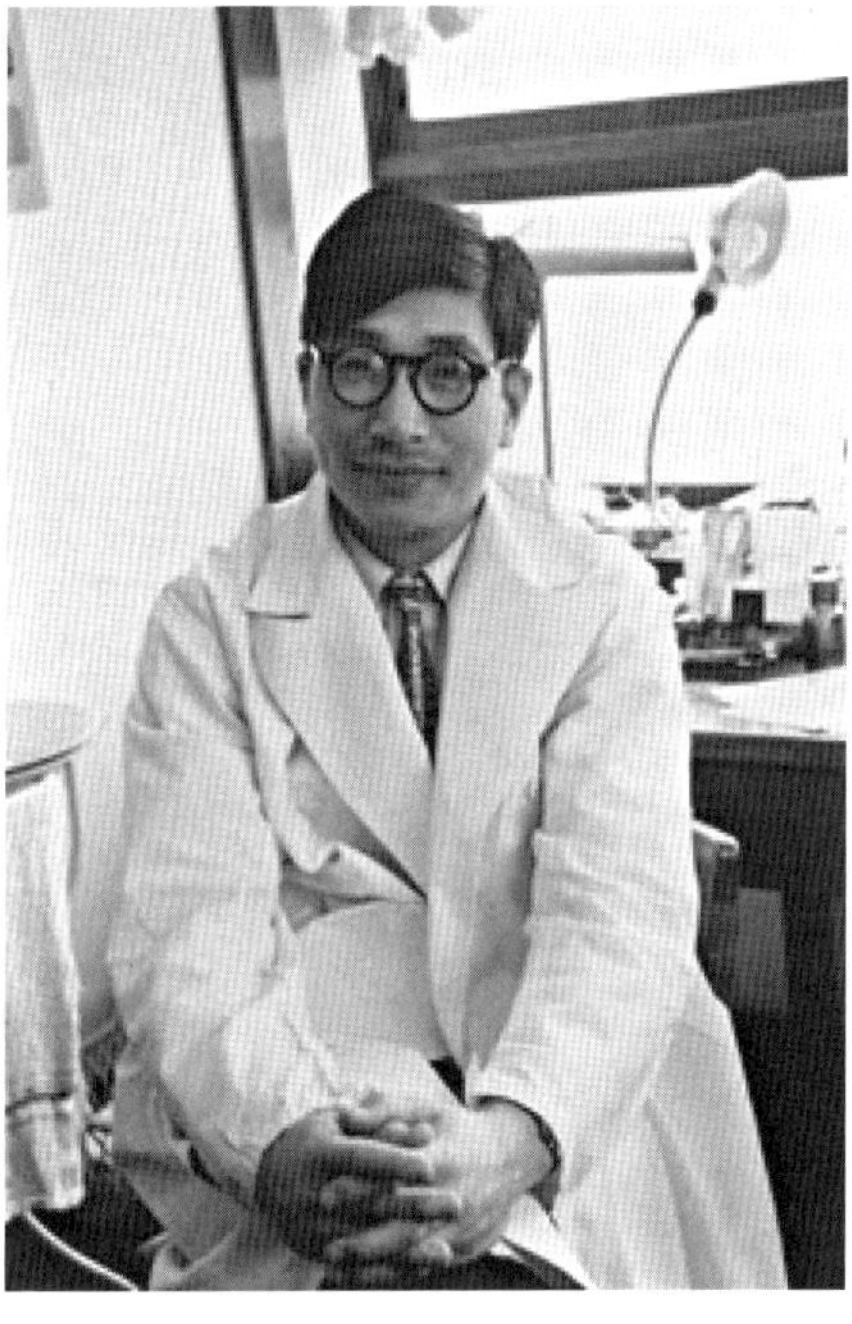

若き日の川崎富作先生
日本川崎病研究センターのホームページより
http://www.kawasaki-disease.org/

『川崎病――増え続ける謎の小児疾患』目次

川崎病物語 1

プロローグ　川崎病の発見

不思議な発熱の幼児が、日赤中央病院の小児科病棟に入院してきたのは、一九六一年の年明け一月五日のことであった。

年末年始でも病気がなくなることはないので、今も昔も病院では医師や看護師が交代で勤務を続けなくてはならない。小児科医の川崎富作も、当直業務に駆り出されていた。合間を縫って、実家に挨拶に行ったり初詣に行ったりと、慌ただしく正月気分を味わったばかりであった。

看護師に呼び出されて入院ベッドに行くと、四歳になるという男の子がぐったりとして横たわっていた。いかにも重症感があるほか、今までに見たことがない症状があり、川崎は奇異な印象を受けた。

両眼は充血し、唇は赤く亀裂が走り一部から血が滲み出ている。口腔内の粘膜は全体に真っ赤で、舌も赤くブツブツしてイチゴのように腫れていた。手のひらや足の裏も著しく発赤している。左の首には大きく腫れたリンパ節があり、痛がって首を動かそうとしなかった。

心配そうな表情を浮かべた母親に、入院までの経過をたずねる。

「大晦日の朝から、左の首が腫れて熱が出ました」

よく訊くと、その前日から首を痛がっていて、元気もなかったらしい。発熱が続くため、正月ではあったが開業医に診察を頼み、アンギーナ（扁桃炎）の診断で抗生物質を処方されたという。

「でも熱は続いて、一昨日から何回も吐いて苦しがっています」

そう訴える母親の目には涙が浮かんでいた。

はっきりとした診断はつかなかったが、治療に手をこまねいているわけにもいかない。川崎は、溶連菌感染症の特殊なタイプを考え、輸液と抗生物質のペニシリンの投与を看護婦に指示した。しかし、その後も高熱は持続し、黄疸や全身の紅斑も認められるようになった。

抗生物質の種類を変えても効果は乏しく、患者は活気も食欲もなく、家族への説明にも苦慮する日々であった。

ところが、入院から一週間後の一月一二日には指先から皮膚が膜のように剥け落ち（落屑《らくせつ》）、その翌日から体温が降下し始めた。

その後、次第にいろいろな症状も改善していき、男の子は二月九日には無事に退院していった。

それにしても、と川崎は安堵する一方で考えこんだ。

あの疾患はいったい何だったのだろう。

発熱と発疹をきたす小児の疾患はいくつもある。しかし、これまでたくさんの経験を積んできたにもかかわらず、ピッタリ当てはまるものがないのである。

細菌感染症と仮定すると、培養検査で細菌が検出されず、抗生物質が無効であったことと矛盾する。麻疹や風疹などのウイルス感染症とは、症状や経過が合わない。クスリの副作用などにともなうスティーブンス・ジョンソン症候群も疑ったが、特徴的な目やにや粘膜の水ぶくれが認められなかった。

医局の勉強会にも症例を提示して意見を求めた。

「発熱、発疹、イチゴ舌、頸部リンパ節腫脹、落屑があったのだから、猩紅熱《しょうこうねつ》に間違いないよ」

先輩の小児科医は強い口調で言った。猩紅熱は、溶連菌により発熱と全身の発疹をきたす伝染性疾患である。川崎は、

「猩紅熱のような細かい丘疹ではありませんでした」

と反論した。

「それに、咽頭培養で溶連菌は出ませんでしたし、ペニシリンも効きませんでした」

「じゃあ、このような症状がある疾患が他にあるかい?」

言われると、適切な回答はできず黙りこむしかない。

結局、診断は不明のまま、奇妙な臨床像を呈した症例として、川崎の脳裏に深く刻まれた。

日々の業務に追われ、一年間は瞬く間に過ぎた。


翌一九六二年の三月、川崎は日赤中央病院の小児科当直をしていた。近くの病院の小児科医から、一歳の敗血症疑いの患者を入院させてほしいと依頼があった。救急外来に降り、紹介患者を見た途端、川崎は思わず、「アッ」と声をあげた。活気なく横たわる男児の顔は、眼が真っ赤で、唇も口紅をさしたように赤く、乾燥してひび割れ、一年前の症例とそっくりだったからである。

入院後も抗生物質は効く様子はなく、しばらく高熱が続いた。解熱した後に指先から皮が剥け、結局は元気に退院した点も一年前の症例と同様の経過であった。

その後も同様の症状がある五例を経験し、「教科書に記載されていないユニークな病気があるに違いない」と川崎は確信した。そこで、これらの症例をまとめて一九六二年一〇月に日本小児科学会千葉県地方会で報告した。

体質的なアレルギーやウイルス感染が発症に関与していると思われたが、病因はわからない。新しい病気に対する意見や原因に関する示唆を期待し、熱い思いで学会に出したのだが、会場からとくに反響はなかった。

当時、同様の患者を診たものはいなかったのだろう。いささか拍子抜けしたような思いで、川崎は自宅への帰途についた。

川崎は一九二五年二月七日に東京の浅草で生まれた。母の希望もあって医師の道をめざし、一九四三年に千葉医科大学の臨時附属医学専門部（千葉医大臨時医専）に合格した。時は太平洋戦争の真っただ中で、臨時医専は軍医を養成するために作られた学校である。

在学中に終戦を迎え、一九四八年に臨時医専を卒業し、千葉医科大学附属病院のインターンになった。インターンは、医学部や医科大学の卒業生を対象に行われた実習で、連合国軍総司令部（ＧＨＱ）の改革により導入された制度である。

翌年に医師国家試験に合格した川崎は、生来の子ども好きだったこともあり小児科を選択し、千葉医大の小児科学教室に入局した。川崎病の初めての学会報告が、東京都ではなく千葉県の小児科学会地方会であったのは、このような縁による。

経済的な理由で早くに大学を出たいという希望もあり、川崎は一九五〇年に日赤中央病院小児科に派遣された。日赤中央病院は、全国に広がる日本赤十字社の病院の総本山で、多数の患者が入院する第一線の総合病院である。

上司や同僚にも恵まれて、臨床の腕を磨いた川崎は、重症患者も含め一通りの小児疾患を診ることができる自信がついていった。一九五三年には、県立福島女子医学専門学校を卒業して日赤中央病院小児科に入局した禮子と結婚し、二人の娘も授かった。

公私ともに充実していた矢先、経験したことがなく教科書にも書いてない謎の病気に出会ったのは、川崎が三五歳のときであった。

その後も同様の症状を示す患者が、年に五～一〇人ほどのペースで入院してきた。看護婦も慣れてきて、「川崎先生、例の患者が来ましたよ」と教えてくれるようになったほどである。

もちろん、一人ひとりの患者の症状は完全には一致しないし、軽症の場合は診断に苦慮し、自信が揺らぐときもあった。それでも新しい病気の可能性を追求し、臨床経過を丁寧に記録に残し、特徴的な症状を写真に撮り、次第にデータが溜まっていった。

一九六三年には、神前章雄《こうさきふみお》小児科部長の指示を受け、東日本・中部日本合同小児科学会で、それまでにまとめたデータを発表した。演題名は「眼皮膚粘膜症候群の二〇例」とするように命じられた。

神前は、東京大学で数々の研究を行い、地方大学の教授選の話を断り、一九五六年に日赤中央病院に赴任していた。川崎は、眼皮膚粘膜症候群という以前から言われている病名をつけることには納得がいかず抵抗したのだが、上司には逆らえなかった。

しかし、翌年、部長室に呼び出され、

「きみの言っている病気は確かにあることを確かめた。従来いわれている眼皮膚粘膜症候群ではないね」

と告げられた。学問に厳しい神前から認められたことは、川崎に喜びと自信を与えた。

あるとき、小児科以外の専門家にも意見を聴きたいと思い、皮膚科部長の垣内洋二に相談に行った。

「こういう発疹は診たことがないな」

と写真を見ながら首を傾げた垣内は、

「そうだ、東大の皮膚科の勉強会に出してみるか」

と言い、川崎からスライドを借りて実際に提示に行ってくれたが、医局員の誰もわからなかった。そこで、その際に助言されたとおりに、ベーチェット病の大家として知られていた関東逓信病院皮膚科の西山茂夫に電話で連絡をとった。

次に新しい患者が入院したとき、わざわざ西山を車で迎えに行って診てもらったが、やはり診断をつけることはできなかった。帰りの車中で、

「われわれ臨床家は、こういう未知の病気を診ることが一番の楽しみですよね」

と言ってくれた西山の言葉は、深く川崎の心に沁みた。

西山が鑑別診断に挙げたジアノッティ・クロスティ症候群についても調べてみたが、B型肝炎などの原因ウイルスの感染もなかったため否定された。

西山との会話を報告した垣内からは、

「一刻も早く論文にして出しなさい。タッチの差で人に先を越されることは、いっぱいあるのだから」

と励まされた。神前からも、早く論文を書くように諭された。

とはいえ、臨床の忙しい仕事のかたわら論文を書くことは容易ではない。診療の終わった夜に時間を見つけては机に向かうのだが、パソコンもワープロもない時代だから、原稿用紙のマス目に字を埋めては直すという繰り返しの作業に手間がかかった。

休日には家に原稿を持ち帰り、執筆することもあった。しかし、育ち盛りの娘たちがはしゃいでいるとなかなか集中ができない。過去の文献との異同を詳しく論じなければならないのだが、思考は出口のない迷宮の中で永遠に彷徨《さまよ》っているかのようであった。

それでも、この病気の存在を世に訴えたいという熱い思いで、川崎は論文の執筆を一歩ずつ進めた。ついにできあがった論文は、多数のカラー写真を含めた四四頁の大作であった。

五〇例の患者について、一～二週間続く発熱、眼球結膜の充血、唇の発赤・乾燥・出血、首のリンパ節の腫れ、手足の指先が膜様に剥ける症状や検査所見を詳しく記載した。

当時、このような論文は日本小児科学会雑誌に載せることが通例であったが、運営方針に疑問を持っていた川崎は学会を脱退していた。そこで、日本アレルギー学会の『アレルギー』という雑誌に投稿することにした。

査読者とのやり取りも無事に終わり、編集部から受理の手紙を受け取ったが、出版前に大きな問題が起こった。多数のカラー写真の掲載料に、三四万円かかるというのである。当時の川崎の月給の六倍弱というのだから、今でいえば数百万円に相当する高額である。

さすがに肝を冷やした川崎は、カラー写真は難しいかと思案した。しかし、症状を正確に伝えるには白黒写真では難しいし、上司の神前もカラー写真にすることを勧めていた。

夕食を終え、時計の音だけが響いている居間で、温くなった番茶をすすると、川崎は
「あの論文のことだけど」

と恐る恐る妻の禮子に切り出した。

小児科医でもある妻は、川崎が論文で苦労していることはわかっているだろう。一方、家計を切り盛りする主婦として、節約に努める姿もよく知っていた。

「カラー写真も入れて載せると三四万円もかかるのだそうだ」

てっきり拒絶されるかと思って禮子の顔色を窺ったが、

「必要なんだから、やりなさいよ」

と気風のいい言葉で励ましてくれた。

なんていい妻を娶ったのだろうと、川崎は涙が滲むのを感じながら、

「ありがとう」

と思わず禮子の手を握ると、震える声で言った。

最後に川崎の原稿を校閲した神前は、「発熱、両側眼球結膜充血、口唇充血、頸部淋巴腺腫脹、発疹、指趾落屑を呈する症候群について」という長いタイトルを見ると、あきれたように言った。

「これじゃ落語の寿限無だな。とても覚えられん」

しばらくして、部長室に来るように連絡があった。神前は、開口一番、

「いい論文を書いたね」

と労ってくれた。

渡された原稿の寿限無のようなタイトルは、「指趾の特異的落屑を伴う小児の急性熱性皮膚粘膜淋巴腺症候群」という簡潔なものになっていた。英語にすればMCLSという、今でも使われる略号である。

さらに神前は、共著者名について自分の名前を削るように言った。

医学会では、教授が医局員の手柄を取るようなことすら横行していた時代である。当初はこの病気の存在を認めていなかったとはいえ、その後は熱心に応援してくれた神前の申し出に、川崎は心底驚いた。

「いえ、先生のご指導のおかげで論文を書けたのですから、ぜひお名前を載せさせてください」

しかし神前は頑固に、

「きみが一人でやった仕事だから、ぼくの名前をつける必要はない」

と強く拒絶した。川崎は仕方なく引き下がったが、神前の男気に敬服した。

こうして、世界で初めての川崎病の報告になる論文が、一九六七年に『アレルギー』誌に掲載された。送られてきた雑誌を見て、川崎は長年の苦労が報われたと喜びを噛みしめた。

発表後、この論文は予想外の反響を呼び、全国から電話や手紙で問い合わせがあった。論文の別刷の請求も相次ぎ、準備した数はあっという間に底をついた。川崎は、

「この病気は全国に広まっているのだ」

と強い確信を持った。

「もしかすると、世界の小児科学の教科書を書き換えるような大きな発見をしたのかもしれない」

川崎は、別刷の郵送に添える手紙を何通も書きながら、今までに切り開いてきた険しい道のりと、これから続く果てしない道のりに思いを馳せた。

第一章　川崎病の歴史

川崎病という病名が確立したのは、川崎富作先生の努力と奮闘の賜物でした。日本が誇る画期的な業績ですので、すべての日本人に知ってほしいと願っています。本章では、川崎病の発見の歴史について、小説部分との重複をなるべく避けて概説し、親の会の活動と当時の社会状況、そして日本人の名前が病名についた疾患についても紹介します。

1　川崎病の歴史

初めての患者と報告

川崎富作先生（図1）が川崎病の患者を初めて診断したのは一九六一年でした。六日間の高熱、不機嫌、眼球の充血、唇・舌の発赤、手足の紅斑、体の斑状の発疹、首のリンパ

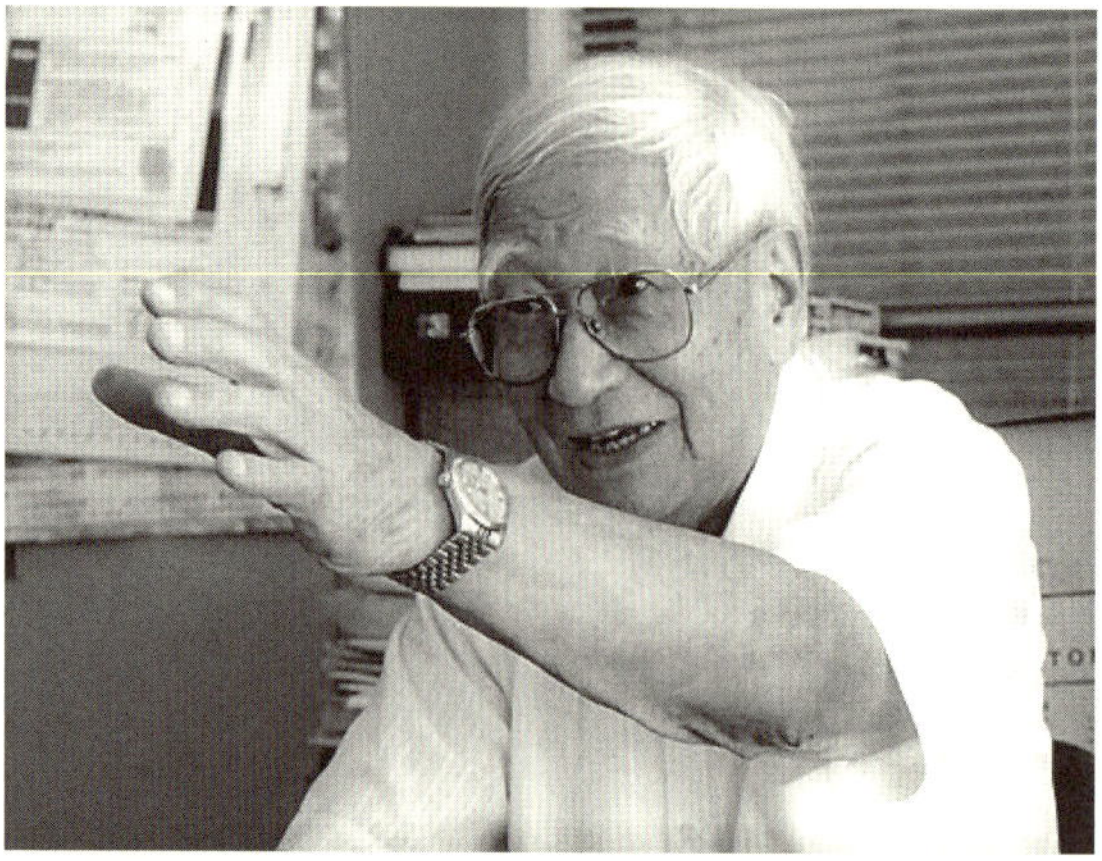

図１　川崎富作先生近影
日本川崎病研究センターのホームページより
http://www.kawasaki-disease.org/

節の腫れなどがあり、日本赤十字社中央病院（現在の日本赤十字医療センター）の小児科に入院しました。

当初、溶連菌感染症の特殊なタイプと考えられましたが、培養で細菌は検出されず、抗菌剤は効きませんでした。一週間で自然に熱は下がり、指先から皮が剥けてきたことが特徴的でした。発熱や発疹が出る既存の疾患とは合致せず、診断不明という結論になりました。

翌年、初めての症例に類似した顔貌の患者が来院し、川崎先生が驚いたことは小説のとおりです。その後も同様の症状がある五例を経験し、「非猩紅熱性落屑症候群について」という演題で、日本小児科学会千葉県地方会で報告しました。

その後も同様の患者が入院し、小児科部長の神前章雄《こうさきふみお》先生の理解も得ることができ、五〇例をまとめた論文を「指趾の特異的落屑を伴う小児の急性熱性皮膚粘膜淋巴腺症候群」というタイトルで、一九六七年に『アレルギー』という雑誌に発表しました（図2）。多数のカラー写真を含めた労作が、川崎病の初めての文献となりました。

この論文がかなりの反響を呼んだことから、川崎病が当時すでに広まっていたことが推測されます。日本小児科学会東京都地方会でも類似の報告があり、スティーブンス・ジョンソン症候群やスティル病といわれていました。一方、東京女子医科大学の草川三治先生、聖路加国際病院の山本高治郎先生などは、独立した疾患であるという川崎先生の主張を支持しました。

東京都地方会の場で神前先

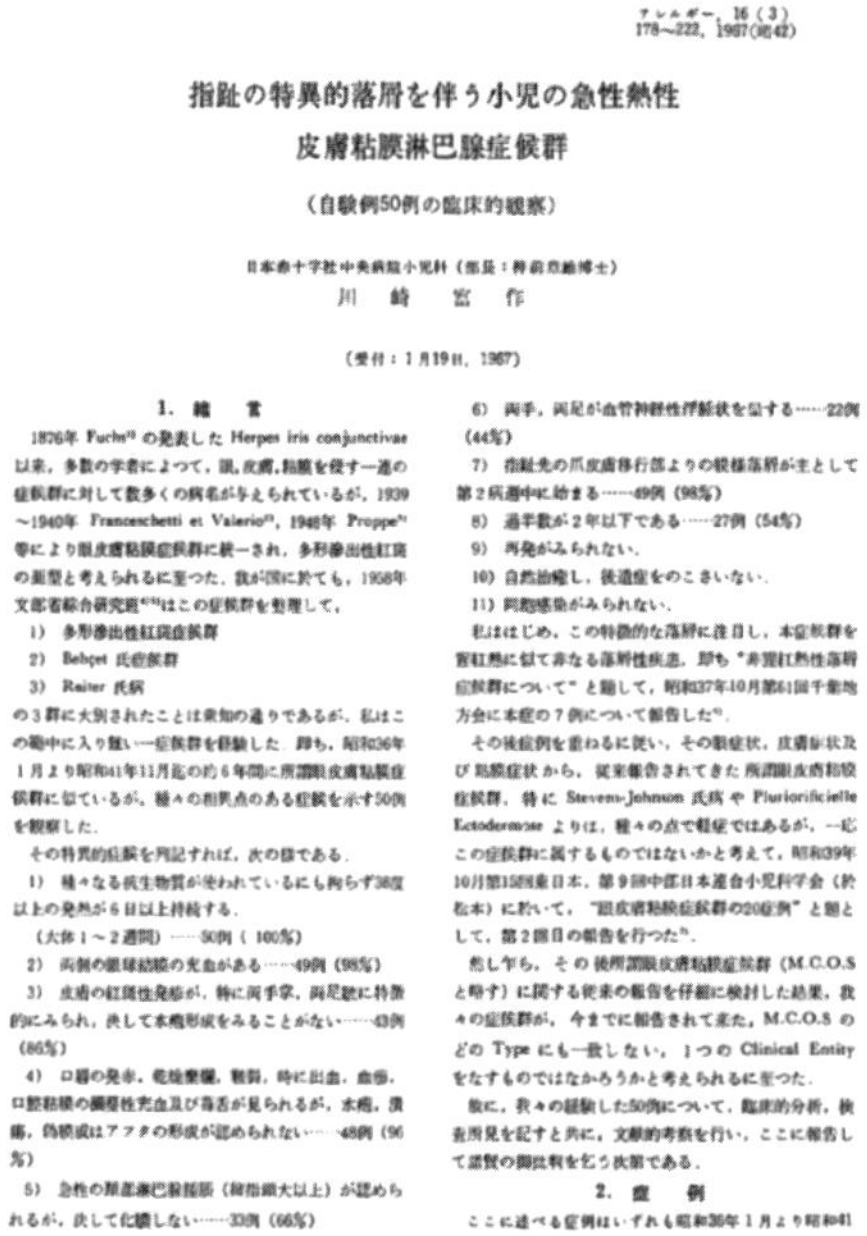
アレルギー，16（3）
178〜222，1967（昭42）

指趾の特異的落屑を伴う小児の急性熱性
皮膚粘膜淋巴腺症候群

（自験例50例の臨床的観察）

日本赤十字社中央病院小児科（部長：神前章雄博士）
川　崎　富　作

（受付：1月19日，1967）

1．緒　言

1876年 Fuchs[1] の発表した Herpes iris conjunctivae 以来，多数の学者によつて，眼，皮膚，粘膜を侵す一連の症候群に対して数多くの病名が与えられているが，1939〜1940年 Franceschetti et Valerio[2]，1948年 Proppe[3] 等により眼皮膚粘膜症候群に統一され，多形滲出性紅斑の重型と考えられるに至つた．我が国に於ても，1958年文部省総合研究班[4,5]はこの症候群を整理して，

1）多形滲出性紅斑症候群
2）Behçet 氏症候群
3）Reiter 氏病

の3群に大別されたことは衆知の通りであるが，私はこの範中に入り難い一症候群を経験した．即ち，昭和36年1月より昭和41年11月迄の約6年間に所謂眼皮膚粘膜症候群に似ているが，種々の相異点のある症候を示す50例を観察した．

その特異的症候を列記すれば，次の様である．

1）種々なる抗生物質が使われているにも拘らず38度以上の発熱が6日以上持続する．
（大体1〜2週間）……50例（100%）
2）両側の眼球結膜の充血がある……49例（98%）
3）皮膚の紅斑性発疹が，特に両手掌，両足蹠に特徴的にみられ，決して水疱形成をみることがない……43例（86%）
4）口唇の発赤，乾燥亀裂，糜爛，時に出血，血痂，口腔粘膜の瀰漫性充血及び苺舌が見られるが，水疱，潰瘍，偽膜或はアフタの形成が認められない……48例（96%）
5）急性の頸部淋巴腺腫脹（拇指頭大以上）が認められるが，決して化膿しない……33例（66%）
6）両手，両足が血管神経性浮腫状を呈する……22例（44%）
7）指趾先の爪皮膚移行部よりの膜様落屑が主として第2病週中に始まる……49例（98%）
8）過半数が2年以下である……27例（54%）
9）再発がみられない．
10）自然治癒し，後遺症をのこさない．
11）同胞感染がみられない．

私ははじめ，この特徴的な落屑に注目し，本症候群を猩紅熱に似て非なる落屑性疾患，即ち"非定型猩紅熱性落屑症候群について"と題して，昭和37年10月第61回千葉地方会に本症の7例について報告した[6]．

その後症例を重ねるに従い，その眼症状，皮膚症状及び粘膜症状から，従来報告されてきた所謂眼皮膚粘膜症候群，特に Stevens-Johnson 氏病や Pluriorificielle Ectodermose よりは，種々の点で軽症ではあるが，一応この症候群に属するものではないかと考えて，昭和39年10月第15回東日本，第9回中部日本連合小児科学会（於松本）に於いて，"眼皮膚粘膜症候群の20症例"と題として，第2回目の報告を行つた[7]．

然し乍ら，その後所謂眼皮膚粘膜症候群（M.C.O.S と略す）に関する従来の報告を仔細に検討した結果，我々の症候群が，今までに報告されて来た，M.C.O.S のどの Type にも一致しない，1つの Clinical Entity をなすものではなかろうかと考えられるに至つた．

故に，我々の経験した50例について，臨床的分析，検査所見を記すと共に，文献的考察を行い，ここに報告して諸賢の御批判を乞う次第である．

2．症　例

ここに述べる症例はいずれも昭和36年1月より昭和41

図2　川崎病の原著

生が、川崎病についてシンポジウムの開催を提案したところ、東京大学小児科の高津忠夫教授は全く応じてくれなかったそうです。川崎先生は、この件に関し、「形骸化したアカデミズムがいかに柔軟性を欠き、未知なるものに鈍感であるかをいみじくも露呈したエピソードである」と記述しています。

高津先生は、信州大学、東京大学、杏林大学の教授を歴任し、日本小児科学会の理事長も務めた小児科の第一人者でした。とくに疫痢や消化不良中毒症の研究を進め、日本独自の輸液製剤の開発に関わったことで知られています。

東大教授として学会の頂点に立っていた高津先生は、民間病院の若手医師による新しい病気の発見という出来事をすんなりとは受け入れ難かったのでしょう。

突然死の問題

一九七〇年、厚生省（現在の厚生労働省）による疫学調査の研究班が発足しました。前述の草川先生、山本先生のほか国立公衆衛生院（現在の国立保健医療科学院）の重松逸造先生が班員となりました。当時、川崎病は急性熱性皮膚粘膜リンパ節症候群（ＭＣＬＳ）と呼ばれ、「ＭＣＬＳ診断の手引き」が作成され、第一回の川崎病全国調査が実施されました。

約一三〇〇例の報告が全国から収集された中で、突然死例が一〇件あったことは、川崎病が経過の良好な疾患と考えられていたため、研究班員に大きな衝撃を与えました。このうち解剖が行われた四例では、心臓の筋肉（心筋）に血流を送る冠動脈に巨大な瘤があって血栓で塞がっていたことがわかり、診断の手引きには致命率は約一・五パーセントであると記載が改められました。

川崎病と心血管病変の関連性について、初めて警告したのは前述の山本先生であると、川崎先生は述べています。系統的研究は、草川先生と東京女子医科大学の浅井利夫先生によって行われ、冠動脈造影検査の必要性（適応）を決めるスコアを発表しています。

このスコアは、年齢・性、発熱の期間・パターン、血液検査（貧血、白血球数、血沈値、CRP値）、心拡大、心筋梗塞を示す症状と心電図所見、再発例に基づく点数法で、冠動脈造影検査の適応に使用されました。心エコー法の普及によって過去のものとなりましたが、重症度を示す指標として現代に通じる項目も含まれています。

心臓カテーテル検査による血管造影を積極的に行い、冠動脈瘤を含む川崎病の心臓合併症の全貌を明らかにしたのは、久留米大学医学部小児科の加藤裕久先生です。

こうして、川崎病は、心筋に栄養を与える冠動脈に瘤ができ、冠動脈の狭窄や血栓から心筋梗塞を起こして、子どもに突然死をもたらす疾患として（図3）、当時の社会問題に

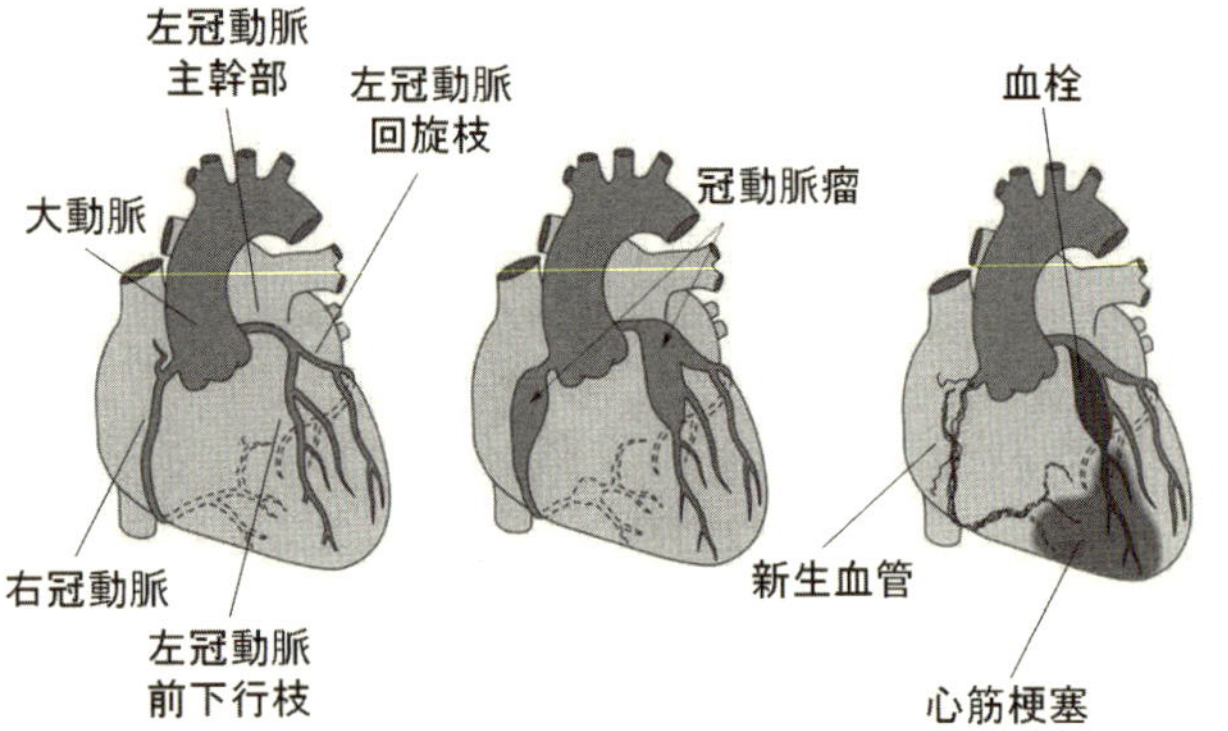

図３　川崎病における冠動脈瘤と心筋梗塞
（公財）循環器病研究振興財団「知っておきたい循環器病あれこれ」より改変

もなりました。日本をはじめ世界の先進国では、子どもの後天性心疾患の最大の原因は川崎病となったのです。

以前から、乳児結節性動脈周囲炎という子どもに冠動脈瘤を起こす疾患が知られていましたが、病理学的な検討から、現代では川崎病とは異なると考えられています。

世界的な認識

日本での流行や治療法の変遷は後述するとして、川崎病の世界的な歴史について記載します。

川崎病に関する初めての英文論文は、一九七四年に米国の小児科学会雑誌である『ペディアトリクス』誌に掲載されました。

今でこそ、医師が英文論文を書くことは当然になっていますが、当時としては大変な作業であったと思います。この論文があったからこそ、世界の川崎病になったわけですので、文献を後世に残すことの重要性がよくわかります。

この英文論文の掲載にあたって、二人の米国人の貢献が大きかったと川崎先生は語っています。一人は南カリフォルニア大学のベンジャミン・ランディング先生で、講演で来日した際に川崎病の説明をしたところ、関心を持ってくれ、投稿の支援もしてくれたそうです。もう一人はハワイ大学のマリアン・メリッシュ先生で、独自に同様の症例を経験し、一九七六年に論文を発表しています。執筆の過程で川崎病の存在を知り、川崎先生とも情報交換をしたとのことです。

一九七八年には、世界保健機構（ＷＨＯ）の疾病分類にＭＣＬＳ（川崎病）が登録されました。一九七九年には、世界で最も権威のある教科書『ネルソン小児科学　第一一版』に新しい疾患として記載されました。そして、一九八〇年の国際小児科学会、一九八三年の第一回国際川崎病シンポジウムなどを経て、川崎病は世界で認知されるようになっていきます。

しかし、日本で川崎病という病名が確立するまでには、なお時間を要しました。

私が医師になった一九八五年ごろは、大学の教授回診では川崎病という病名は禁句で、数年後にようやく、ＭＣＬＳ（急性熱性皮膚粘膜リンパ節症候群）という古い病名が許されたと記憶しています。川崎病（Kawasaki disease）という病名が広く公的にも使われるようになったのは一九九〇年代でしょう。

日本において川崎先生の業績を正しく評価するためには、一種の外圧として欧米の影響が必要だったというわけです。同時代の先生方は、固定観念に縛られ、新しい知見を簡単には認め難かったのかもしれません。

医学の世界にかぎった話ではありませんが、新しい概念が現れたときには、素直に受け入れる柔軟な姿勢を持ちたいと思います。

川崎病はいつから出現したか

川崎病はいつごろから日本に出現したのか、という魅力的な謎に挑んだのが澁谷紀子先生です。澁谷先生は東京大学医学部付属病院小児科に一九二六〜一九六五年に入院した古いカルテを基に、川崎病の主要症状を認めた症例を調べました。

その結果、川崎病は一九五〇年代に出現し、一九六〇年代から急速に増加したという推測を述べています。本研究は、東京大学のカルテの保管システム、カルテの丁寧な記載の伝統、川崎先生のご助言、澁谷先生の探究心が生みだした素晴らしい報告です。

文献を繙けば、慶應義塾大学小児科の山岸稔先生と糸賀宜三先生による一九六〇年の発表など、同様の報告が散見されます。当時、類似した症例を経験していた小児科医も多い中、川崎先生がいち早く論文をまとめたものと考えられます。

すなわち、川崎病は約半世紀前にとつぜん出現したと考えられ、次章で示すように近年増加している乳幼児特有の謎の現代病なのです。

2 親の会の活動と当時の社会状況

親の会の発足と契機

川崎病が流行した一九八二年には、「川崎病の子供をもつ親の会」が発足します。発起人である浅井満氏は、ご子息である隆くんが川崎病で亡くなったことを契機に、親の会の活動を始めました。隆くんの川崎病に対する闘病の記録は、『朝をください』（一九八六年、径書房）という本になっています。当時の川崎病の診療状況を知る貴重な記録である本書のあらすじをご紹介します。

隆くんは、一九七四年二月一四日に生まれ、元気に育っていました。生後六か月時に四〇度台の高熱が出て、開業医に通院していましたが解熱せず、発熱後八日日に武蔵野赤十字病院に入院します。

若い小児科の担当医は、「もしかしたら川崎病かもしれないが、経験がない」と言ったそうです。発熱後一三日目にようやく川崎病と診断されました。治療は記載されていませんが、現代の標準的な治療である免疫グロブリン療法の開発前の時代ですので、抗生物質などで様子をみていたと思われます。

体温は発熱後一七日目にやっと三八度台に下がり、三五日目にようやく平熱になりました。状態は次第に改善し、入院後二か月半で退院しました。この時点では胸部レントゲンや心電図には異常がなかったそうです。退院後は、心臓の検査も薬の内服もなく、通院していませんでした。アトピー性皮膚炎と喘息はあったものの、元気に過ごし、幼稚園にも通い始めました。

四歳二か月のとき、近所に結核の人がいたため、杏林大学病院に受診し、胸部エックス線写真を撮ったところ心臓が拡大していました。心電図にも異常が見つかり、冠動脈瘤《かんどうみゃくりゅう》と狭窄《きょうさく》があり、すでに心筋梗塞《しんきんこうそく》を起こし危険な状態であるという衝撃的な診断が宣告されました。

現代であれば、ほとんどの場合には発熱して五日目までに川崎病の診断がつきますし、たとえ診断が七日目以降と遅れても、免疫グロブリン療法や追加治療によって数日で解熱します。入院期間も一〜二週間が多く、重症例であっても一か月以内でしょう。また、当時心エコー検査があれば、心臓の合併症は入院中にわかっていたはずです。

隆くんは、東京女子医科大学附属心臓血圧研究所の高尾篤良先生に紹介されました。高尾先生は、日本の子どもの心臓病に関する泰斗であり、小児循環器学の発展に尽力された名医です。

四歳五か月のとき、心臓カテーテル検査を受け、「川崎氏病後遺症、左右冠状動脈瘤及び狭窄症、僧帽弁閉鎖不全症」という診断名が告げられました。当時、同院でも数例の経験しかなかった冠動脈バイパス手術を勧められました。危険性も高いので、かなり悩んだ末、将来のことを考え手術を承諾しました。

四歳六か月のとき、同院外科の和田寿郎先生によって、冠動脈バイパス手術が実施されました。隆くんの血管が細かったため、お母さんの太腿の静脈を採取し、バイパス手術に使ったそうです。手術は成功し、術後一か月で退院となります。

退院後は内服薬を続け、運動の制限などはありましたが、比較的元気に過ごしていました。しかし、五歳の誕生日に、腹痛を訴えた後、突然けいれんのような症状を起こしました。様子がおかしいので、ニトログリセリンを与えて救急車を呼びました。

救急隊が到着したときは、すでに心臓が止まり、瞳孔も開いていました。人工呼吸を行いましたが回復は得られず、死亡の宣告がなされました。警察や検死係の医師との諍いを経て、東京女子医大で病理解剖が行われた結果、手術したバイパスの血管は詰まっておらず、明らかな死因は不明でした。経過から推測すると、重い不整脈が生じたのかもしれません。

浅井氏は、ご子息の悲劇を乗り越え、「川崎病の子供をもつ親の会」を設立しました。親の会は、各地での市民向け説明会の開催、定期的な「やまびこ通信」の発行、パンフレットの制作、日本川崎病や国際川崎病シンポジウムでの支援など数々の活動を続けています。

川崎病の患者数の増加にもかかわらず、会員数は約一二〇〇人と減少傾向にあると伺っています。マスコミの注目度が低下していることも一因でしょうか。川崎病にかかったお子様の親御さんは、ぜひご加入をご検討ください。

「川崎病の子供をもつ親の会」ホームページ　https://kawasaki-disease.gr.jp/

当時の社会状況

この本の最後に「親から見た川崎病」という付録があり、一九八六年当時の社会情勢を知ることができます。まず、小児科の看板を掲げる開業医の間でも、まだ川崎病は知られていなかったと書かれています。現代では、川崎病を診たことがない小児科医のほうが少ないと思いますので、隔世の観があります。

検査では、心エコーが普及した頃ですが、正常といわれていたにもかかわらず、死亡した後に冠動脈の異常が見つかった症例が紹介されています。心エコーの器械の精度や医師の技術が不十分であったことも原因と思われます。心エコーの検査を受けずに、胸部エックス線写真と心電図のみで正常といわれていて、突然死した症例もあったようです。

治療では、免疫グロブリン療法の導入以前ですので、冠動脈瘤は約一〇パーセントに生じていました。冠動脈瘤を残しても、アスピリンが中心で、ワルファリンには言及されていません。冠動脈の狭窄・閉塞に対しては、外科的なバイパス手術が紹介されていますが、カテーテル治療は述べられていません。

発生の流行もあり突然死も少なくなかったことから、マスコミに派手に取りあげられていたようです。謎の病因について、一九八二年、今では否定的なダニ原因説が新聞の一面記事に載り、社会的なパニックを引き起こしました。

この結果、川崎病にかかった子どもは、仲間はずれにされる、保育園に行けなくなる、住んでいた団地で防虫消毒が行われるなど、いじめに近いような対応もありました。ダニを減らす掃除機、殺虫剤、布団などを戸別訪問で売り込む悪徳業者もいたそうです。

学校でも、川崎病にかかった子どもは、不当な差別を受けていました。突然死のイメージが独り歩きし、学校の認識不足と事なかれ主義から、心臓の後遺症がないにもかかわらず、運動を制限されていた例もありました。プールで強制的に赤い帽子をかぶらされ、登校拒否になった例もあったそうです。

驚くべきことに、子どもが川崎病と診断されたことを苦に、母親が自殺したり心中したりした新聞報道も三件紹介されています。いかに川崎病が難病と考えられていたか、当時の偏見がよくわかります。

親の会の方々の説明やパンフレットの作成・配布による活動は、このような誤った認識を解いてきました。現代では、医療の進歩によって、心臓の後遺症も減り、たとえ残ったとしても死亡に至る例はごくまれになりました。伝染病が原因でないことは確立し、学校管理の適正化もあり、言われのない差別は少なくなったように感じます。

マスコミは、センセーショナルな話題を煽る傾向があります。ダニ原因説以降も、幾度となく川崎病の原因に関するニュースが、新聞の一面に載りました。しかし、その後の検証で否定されたという記事はほとんど読んだことがありません。

真実を歪めた報道は、ときに悲劇を生み出します。幸い、マスコミにも科学的な部門がありますので、バランスをとって正しい医学知識を広めてほしいものです。

日本人の名前がついた病気

日本人が発見し、その名前が病名になっている疾患は川崎病だけではありません。ここでそのいくつかをご紹介します。

川崎病に匹敵する数の患者さんがいて、医学界ではよく知られた病気には、橋本病と高《たか》安《やす》病があります。

いずれも自己免疫性疾患であることは、川崎病とも通じる興味深い共通点です。後述するように、これらの患者さんは、日本に生きるのに有利な強い免疫力を持っているのかもしれません。

橋本病は、一九一二年に九州大学医学部外科の橋本策先生が報告した慢性甲状腺炎のひとつです。甲状腺は首の中央にあり、新陳代謝に関わるホルモンを分泌する臓器です。自己免疫異常による慢性の炎症が甲状腺の働きを障害し、甲状腺が腫れてきます。

甲状腺ホルモンが不足しますと、疲れやすい、物忘れが目立つ、体温が下がる、心拍数が下がる、食欲が落ちるなどさまざまな症状が出ます。二〇歳代後半以降、とくに三〇～四〇歳代に多く、男性に比べて数十倍と女性がかかる割合が多いことが知られています。

高安病（高安動脈炎）は、一九〇八年に金沢医学専門学校（現在の金沢大学医学部）眼科の高安右人先生が報告した大動脈炎症候群のひとつです。心臓から出る大動脈と首・腕・

内臓などに分かれる太い血管に慢性の炎症が生じます。

　この結果、血管が狭くなったり拡張したりして、大動脈瘤、弁膜症、腎不全、失神などさまざまな症状が起きます。腕に通じる血管が狭くなると脈が触れにくくなることから、「脈なし病」という別名もあります。まれな重症例では、網膜の血管炎から失明をきたす場合もあります。これも男性の約八倍と女性に多く、発症年齢は女性では二〇歳前後にピークがあるといわれています。

　血管炎ではありませんが、川崎病と同様に発熱と首のリンパ節腫脹をきたし、日本人に多い病気として菊池病があります。一九七二年に福岡大学医学部病理学教室の菊池昌弘先生が初めて報告し、並行して東京大学医学部の藤本吉秀先生も報告したため、菊池・藤本病とも呼ばれます。組織球性（亜急性）壊死性リンパ節炎という別名もあります。

　長びく発熱と痛みをともなう首のリンパ節腫脹のほか、疲れやすい、関節が痛む、発疹が出るなどの症状があります。血液検査では、白血球数減少が特徴的で、異型リンパ球の出現、貧血、血小板数減少、肝機能障害などもみられます。四〇歳未満の若年成人に多く発症し、やや女性に多いとされ、子どもでも年長児ではときどき認められます。

　このほかにも、日本人の名前を冠した病気には、皮膚の疾患の太田母斑、伊藤母斑、木村病、眼の疾患の小口病、原田病、神経疾患の瀬川病、福山型筋ジストロフィー、代謝疾患の垂井病などがあります。

血管炎に話を戻すと、以前は発見者の名前がついた病名が多かったのですが、病状を的確に表していないという理由から一般的な名称に置き換わってきています。その契機は、多発血管炎性肉芽腫症を報告したフリードリッヒ・ウェゲナーがナチス軍に関係があったためのようです。川崎病に次いで子どもに多いへノッホ・シェーンライン紫斑病も、IgA血管炎と呼ばれるようになりました。

このような流れにもかかわらず、川崎病の病名が残ったことは、東邦大学医療センター大橋病院病理診断科の高橋啓先生による国際的な活動の賜物であり、川崎先生の功績が世界で高く評価されている証ともいえるでしょう。

第二章　川崎病の疫学・原因・病態

本章では、まず川崎病について、患者の年齢・性の特徴、近年の増加傾向、世界の動向などについて知っていただきたいと思います。次に、川崎病の原因・病態について、感染症、免疫、遺伝の知見に基づいて述べます。難しい内容もあるかもしれませんが、なるべく理解しやすいように記載します。

1　川崎病の疫学

日本の全国調査

川崎病全国調査は、一九七〇年に第一回が行われ、以後ほぼ二年間隔で、二〇一七～二〇一八年を対象にした第二五回まで約五〇年間続けられています。これまでの累計の患者

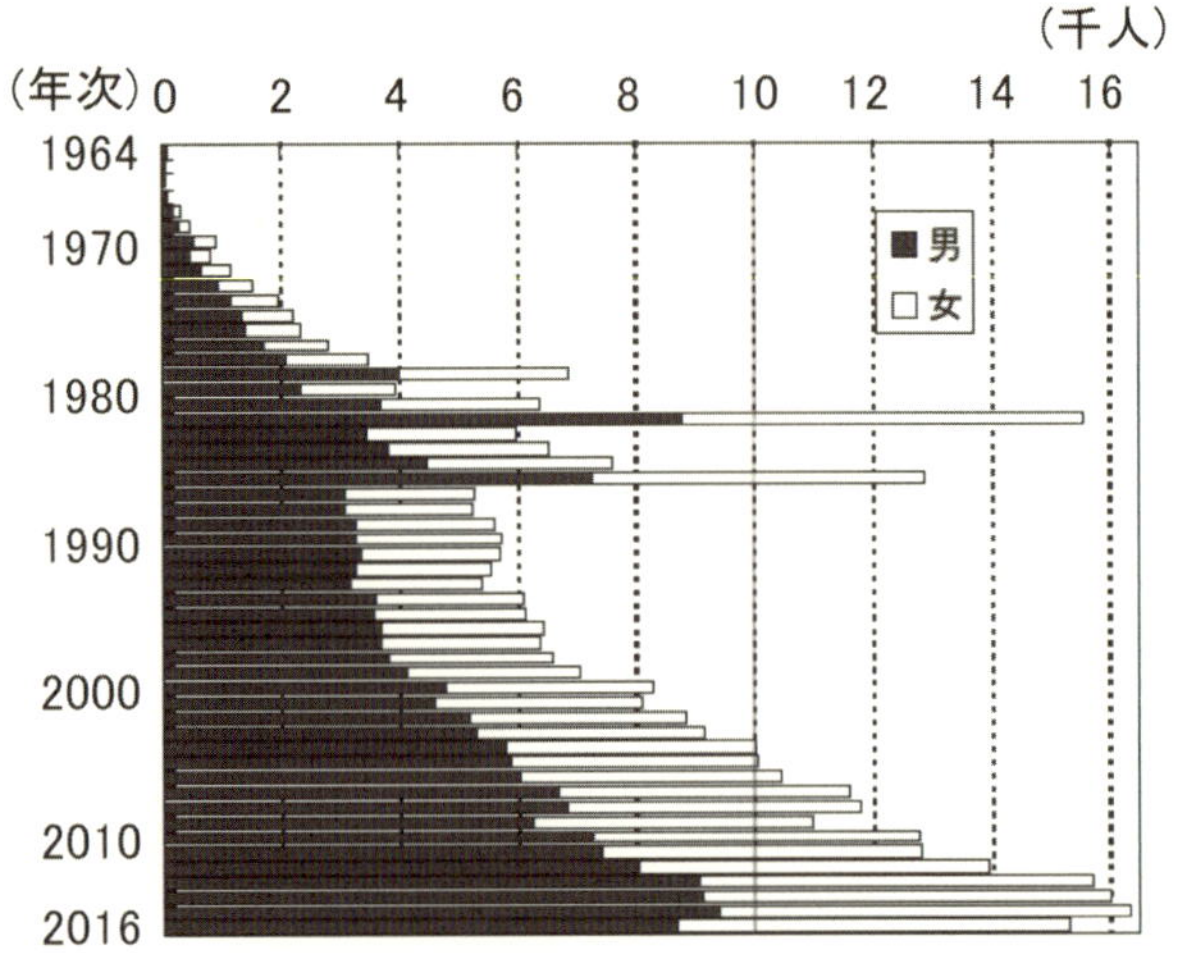

図４　川崎病の患者数の推移

日本川崎病研究センター川崎病全国調査担当グループ「第 24 回川崎病全国調査成績」より改変

http://www.jichi.ac.jp/dph/kawasakibyou/20170928/mcls24report.pdf

数は三六万人強に達しました。

この貴重な疫学調査を重松先生の跡を継いで実施してきたのは、自治医科大学公衆衛生学教室の柳川洋先生と中村好一先生です。

患者数（図4）と〇～四歳の人口一〇万人あたりの患者数を示す罹患率（図5）は、一九七〇年代より徐々に増加し、一九七九年、一九八二年、そして一九八五～一九八六年の三回にわたり原因不明の大きな流行がありました。

私より先輩の先生方は、「当時は川崎病の入院患者で病棟が溢れていた」と述懐しています。以後、患者数は年間六〇〇〇人前後、罹

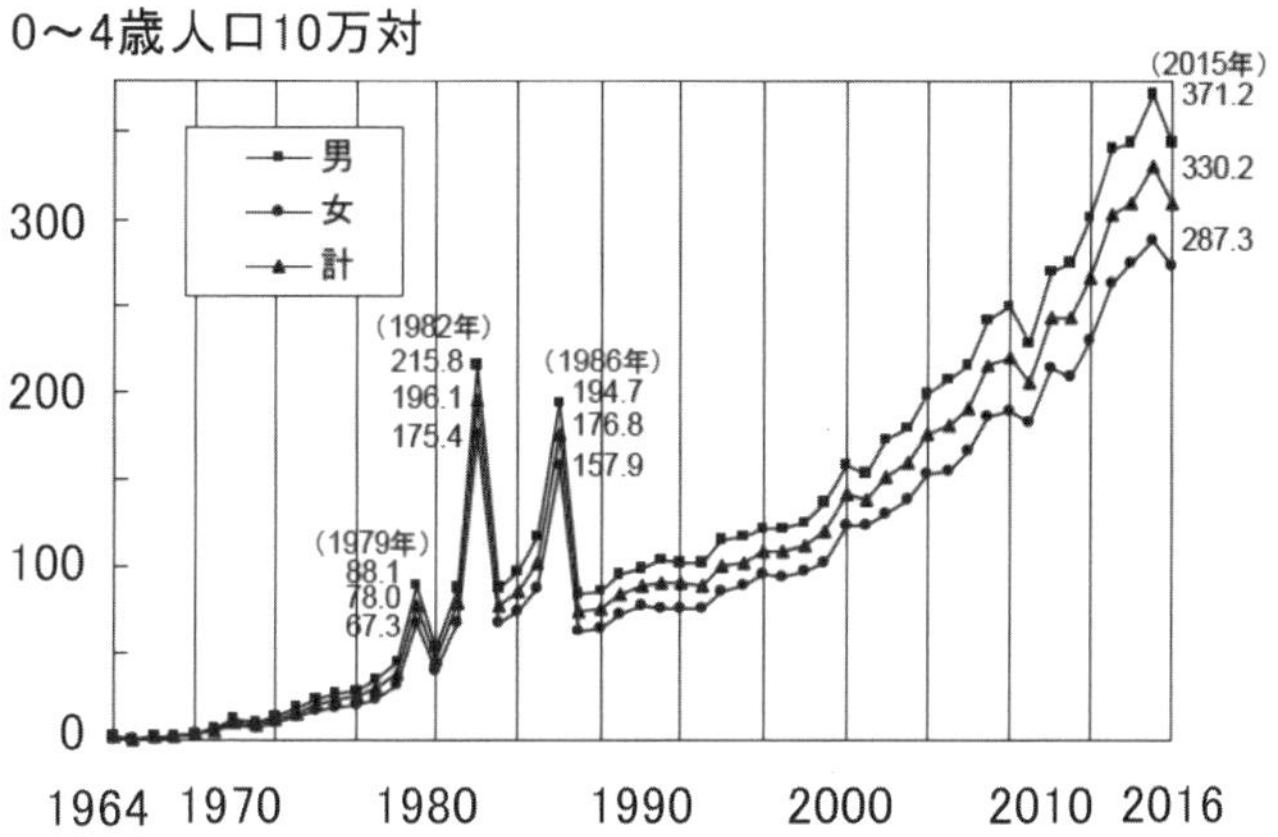

図５　川崎病の罹患率の推移

日本川崎病研究センター川崎病全国調査担当グループ「第24回川崎病全国調査成績」より改変

http://www.jichi.ac.jp/dph/kawasakibyou/20170928/mcls24report.pdf

患率は八〇前後で推移し、一九九〇年代半ばからいずれも増加の一途をたどってきました。

二〇一五～二〇一六年を対象にした第二四回全国調査によれば、年間の患者数は一万五〇〇〇人を超え、二〇一五年は一万六三二三人、二〇一六年は一万五二七二人でした。罹患率は三〇〇を超え、二〇一五年は三三〇人、二〇一六年は三〇九人でした。

二〇一五年は発生数も罹患率も史上最高の値を記録しましたが、ついにピークを迎えた可能性があり、第二五回の全国調査の動向が注目されます。いずれにしても、子どもの人口が減ってきているにもかかわらず、川崎病の発

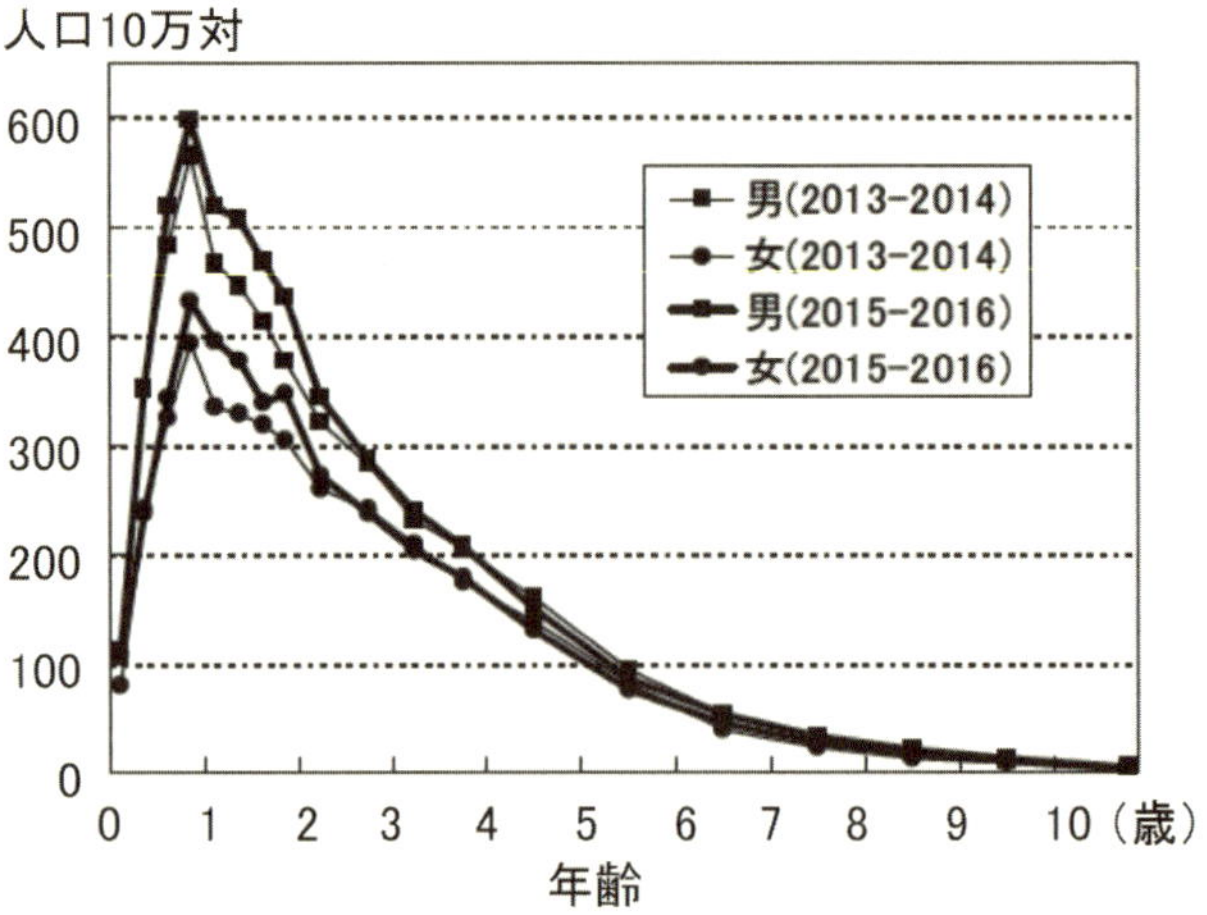

図６　川崎病の年齢別・性別罹患率

日本川崎病研究センター川崎病全国調査担当グループ「第 24 回川崎病全国調査成績」より改変
http://www.jichi.ac.jp/dph/kawasakibyou/20170928/mcls24report.pdf

生数や罹患率が増えてきたことは驚異的な現象といえるでしょう。

同調査によれば（図６）、年齢では、生後九〜一一か月の乳児期後半に罹患率のピークがあり、発生数の八六パーセントは四歳以下でした。性差では、男が女より多く、患者数も罹患率も約一・三倍でした。このように四歳以下の乳幼児に好発し男児に多いことは、過去の全国調査や世界の報告でも同様で、川崎病の一般的な特徴です。

乳幼児を育てている親御さんは、発熱が続くときは川崎病の症状に注意する必要があります。好発年齢をはずれた乳児期前半（幼若乳児）と年長児（五歳以上）では、罹患率は下がりますが、症状が典型的でないため診断が難しいことがあり、より重症化するといわれています。例外的に大人での発症例の報告もあるものの、小学生になったら川崎病にかかることを恐れなくてもいいと思います。

男児に好発するといっても、女児の約一・三倍の罹患率ですから、男児は特別に心配し、女児は心配しなくてよいというわけではありません。男児は川崎病にかかりやすいだけなく、治療の反応性が悪く重症化しやすいといわれています。

後述するように、川崎病は一種の自己免疫疾患と考えられますが、大人の自己免疫疾患は一般的には女性がかかりやすいことが知られています。たとえば、関節リウマチで約二〜三倍、全身性エリテマトーデスで約六倍、橋本病で約一〇倍、女性の罹患率が男性より高いのです。このような性差の逆転は興味深い現象ですが、詳しい理由はわかっていません。

世界の情勢

川崎病は今や世界の病気であり、他の先進国でもリウマチ熱という病気を凌駕して、子どもの後天性心疾患の最大の原因になっています。罹患率（〇〜四歳の人口一〇万人あたりの患者数）は、おおむね日本では二〇〇〜三〇〇、韓国では一〇〇、台湾では七〇、中国では五〇、米国では二〇、欧州では一〇以下と考えられ、日本を中心とする東アジアで高い傾向があります。

乳幼児と男児に多いという特徴は各国で共通ですが、季節性には相違がみられます。日本では九～一〇月に発生数が少なく冬にピークがあり、韓国では五～七月、台湾では夏、中国では一月と一〇月に多いと報告されています。人種差があることは米国の文献でも明らかで、居住地とは関係なく、白人よりもアジア人（とくに日本人）に多く発生しています。

他のアジアの国でも、日本と同様に川崎病は増加しているそうです。子どもに心臓病を残す恐ろしい病気が、半世紀前に突然出現し、なお増え続けているのはなぜなのでしょうか。原因不明の疾患ですので正解はないのですが、次章で述べるように免疫の異常という視点に立つと少し謎が解けてくると、私は思っています。

川崎病の原因と病態

川崎病の原因に関しては、多くの研究者が取り組み、さまざまな仮説が提案されてきました。数年に一回は「ついに発見した」といったニュースが流れるのですが、十分な検証はできておらず、真の原因は不明のままです。正確な診断、有効な予防、確実な治療のためにも、原因の解明が待たれますが、その壁はかなり高いという印象です。

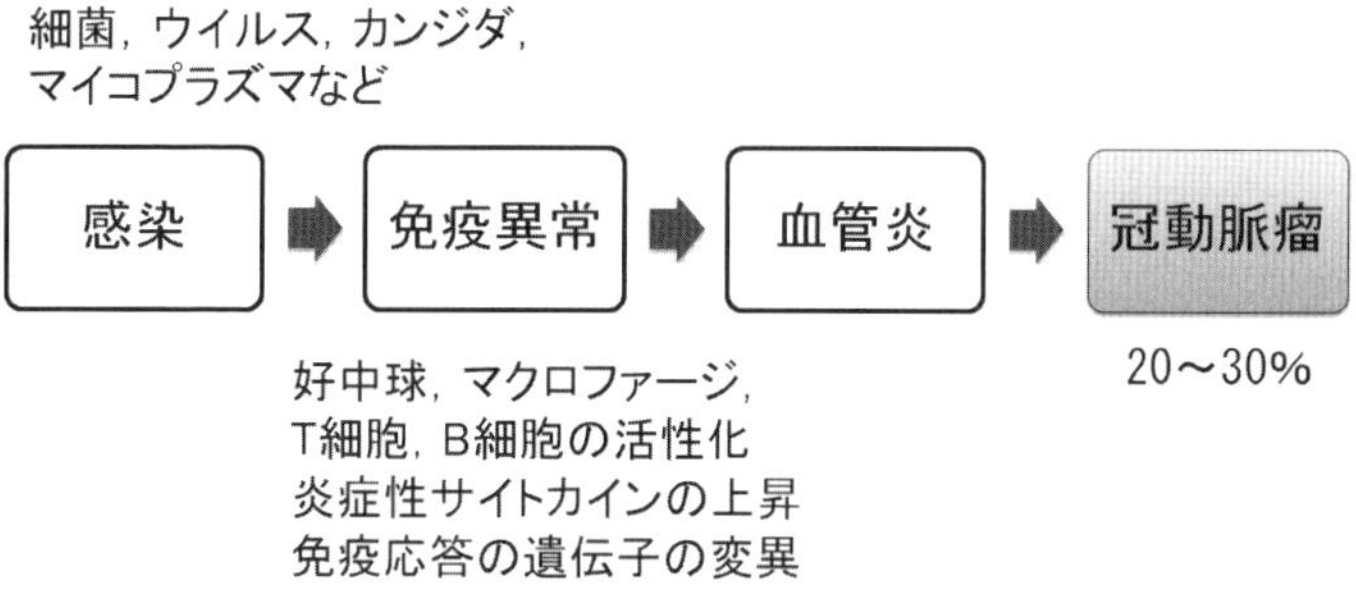

図７　発症のメカニズム

しかし、遺伝や環境を背景に、何らかの感染により免疫応答の異常が起こった結果、血管の炎症が生じるという機序（図７）は間違いないでしょう。研究の主なテーマは、時代の変遷とともに、環境や病原体から遺伝や免疫応答に推移してきました。おそらくは単純な原因ではなく、これらの因子が複雑に関連しているものと推測されます。次に原因になるといわれてきた病原体につき記述しますが、特定の病原体ではない（非特異的）とする考えもあります。

なお、病原体による感染症ではないとする立場もあり、農薬、水銀、抗菌薬（抗生物質）、合成洗剤、花粉なども報告されています。いずれも、それなりの説明はあるのですが、科学的な根拠は乏しいといわざるをえません。

感染症

突然の発熱や発疹で発症し、発生に季節性があり地域の流行もみられるといった川崎病の特徴は、感染症原因説を裏付けます。しかし、家庭内、幼稚園・保育園内、院内での直接の感染（伝染性）がなく、発症率が低い点は感染症に合致しません。私は、感染症は直接の原因というより、免疫の異常を引き起こす誘因になると考えています。

①細菌

A群溶血性レンサ球菌、黄色ブドウ球菌、エルシニア菌は、発熱や皮膚・粘膜の発赤など川崎病と同様の症状を起こすため、古くから関連性が疑われてきました。緑色レンサ球菌、サンギス菌、アクネ菌など口腔・皮膚の常在細菌叢も川崎病の患者で検出されますが、健康な子どもでも検出されるので原因とはいいきれません。

ウイルスに似た性質を持つ細菌であるマイコプラズマ、クラミジア、リケッチアも原因に挙げられています。とくにマイコプラズマ感染によって誘発されたという報告は少なくありませんが、川崎病のすべては説明できません。

細菌そのものの感染よりも、リポ多糖、熱ショックタンパク、スーパー抗原といった細菌に由来する物質が炎症を引き起こし、川崎病の原因となる可能性もあります。細菌性スーパー抗原は、A群溶血性レンサ球菌、黄色ブドウ球菌、エルシニア菌などが産生する毒素で、免疫細胞を非特異的に活性化し、サイトカインと呼ばれる炎症性物質をたくさん放出させます。小腸粘膜の細菌叢が産生した熱ショックタンパクと、グラム陽性球菌のスーパー抗原の両者の相互作用によるという報告もあります。

②ウイルス

川崎病には抗菌剤が効かず、数週間で自然に軽快するという点は、細菌よりもウイルス感染を示唆します。乳児期早期は母体からの移行抗体により防御され、大人は不顕性感染（罹っても症状が出ない）後に抗体を獲得すると仮定しますと、乳児期後期と幼児に多い好発年齢も説明がつきます。

そこで、ヘルペスウイルス、アデノウイルス、コロナウイルス、ロタウイルス、RSウイルス、EBウイルス、インフルエンザウイルス、パルボウイルス、ボカウイルス、レトロウイルスなどさまざまなウイルスが原因といわれてきました。最近では分子生物学的なアプローチによる同定も試みられていますが、すべての川崎病の発症をカバーするウイルスは見つかっていません。

ノースウェスタン大学のアン・ローリー先生は、気道感染する未知のRNAウイルス説を唱えています。米国で最も有名な原因論で、私も二〇一一年から二年間研究に参加しま

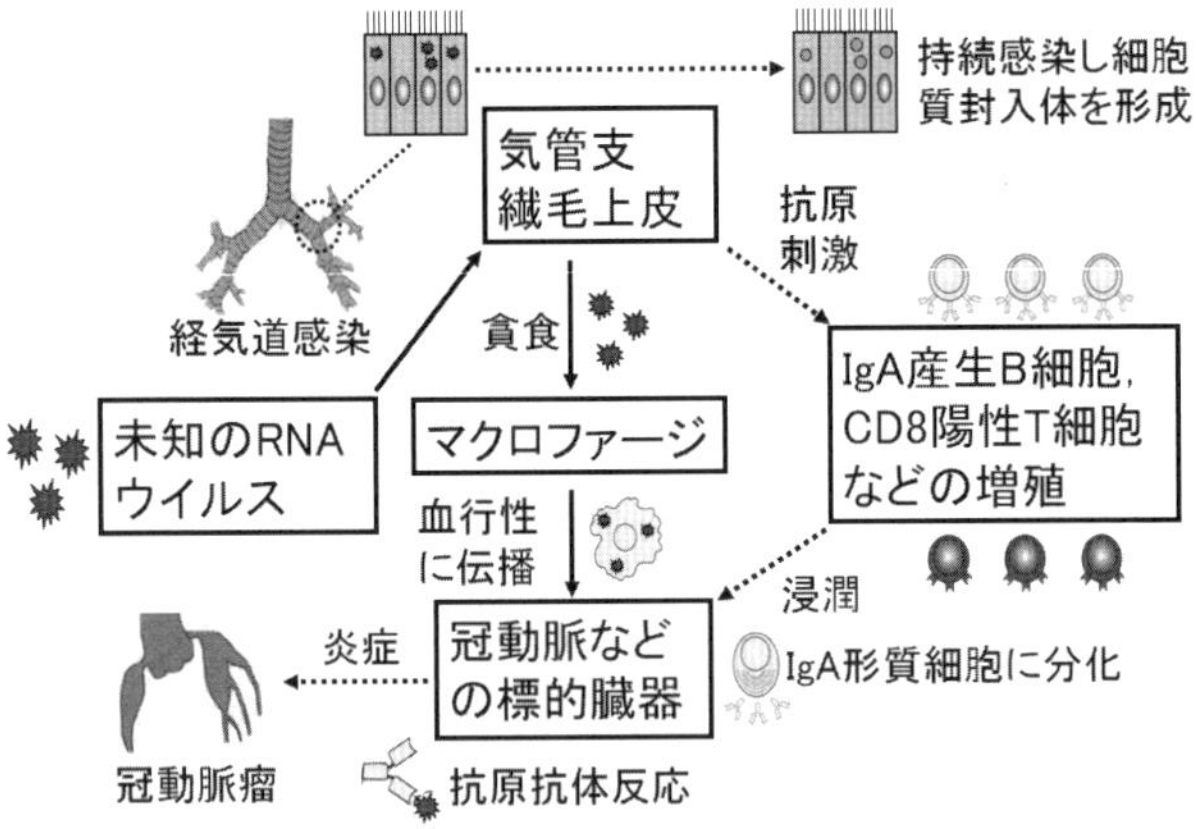

図８　未知のRNAウイルス仮説
三浦　大：日小循誌　24：3-10、2008　より改変

したので簡単に紹介します（図８）。免疫（体内に入ってきた病原体などの異物に抵抗する仕組み）については次項もご参照ください。

まず、ローリー先生は、抗体（異物を攻撃するタンパク質）の一種の免疫グロブリンＡを産生する形質細胞が、川崎病患者の組織に多数存在することを発見しました。この解析から合成した抗体を用いた免疫組織染色という手法によって、気管支の上皮と冠動脈瘤に抗原（免疫反応を起こす異物）を検出しました。電子顕微鏡による観察で、抗原に一致した部位にＲＮＡウイルスに似た形態の粒子が認められました。

③その他の病原体

カンジダに代表される真菌（カビ）も原因

になりうるといわれています。川崎病患者では、糞便中にカンジダが多く、血中の抗カンジダ抗体価が高いという報告があります。カンジダから抽出した物質をマウスに投与すると、川崎病に類似した血管炎を誘発することができ、動物実験のモデルに用いられています。また、真菌ではありませんが、ラクトバシラス（乳酸菌の一種）から抽出した物質でも川崎病のモデルマウスを作成することができます。

中国からの気流説が一時話題になりました。日本における川崎病流行時の気象の分析により、中国北東部からの対流圏内の気流の関与が疑われました。そこで、飛行機を用いて上空の対流圏の大気を集めたところ、カンジダの遺伝子が検出されたそうです。風に乗って飛んできたカビの粒子が川崎病を誘発するという信じ難い仮説ですが、こういう研究を成り立たせる米国人の力技には感心します。

このほか、リケッチア、原虫、ダニなどの微生物も、川崎病と関連するという仮説が提唱されてきましたが、現在では否定的です。どのような病因論にしても、一つの施設の発表は鵜呑みにできず、他の施設の検証を受けなければ信用することはできません。

免疫

① 免疫の基本

体内に入ってきた病原体などの異物に抵抗する仕組みを免疫と呼びます。免疫には、粘膜免疫と全身免役があり、全身免役は自然免疫と獲得免疫に大別されます。感染症を例にしますと、口腔、気道、消化管の表面を覆う粘膜から身体に入ろうとする病原体を防ぐ仕組みが粘膜免疫です。侵入した病原体を感知し、すぐに排除する仕組みが自然免疫です。時間をかけて病原体を記憶し、同じ病原体が感染した際により強力に排除する仕組みが獲得免疫です。

免役に関わる細胞にはいろいろな種類があります。自然免疫を担当する細胞は、主に好中球と単球・マクロファージで、病原体を貪食して処理します。獲得免疫を担当する主な細胞はリンパ球で、細胞免疫を担うT細胞と液性免疫を担うB細胞に分けられます。T細胞には、免疫応答を助けるヘルパーT細胞、細胞を傷害するキラーT細胞などいろいろな種類があります。B細胞は形質細胞に分化し免疫グロブリンというタンパク質を産生します。免疫グロブリンにはG、A、M、D、Eの五種類が知られています。

泥棒退治を例に説明すると、玄関や窓の防犯装置で侵入を防ぐのが粘膜免疫です。侵入後に顔も確かめずにいきなり殴りかかるのが自然免疫で、好中球やマクロファージの貪食

（異物を取り込んで食べる）に相当します。リンパ球は泥棒の顔を認識して攻撃し、キラーT細胞はナイフで傷害を与え、ヘルパーT細胞とB細胞は協力してピストルから免疫グロブリンという弾丸を発射するイメージになります。

これらの免疫細胞から分泌されるサイトカインというタンパク質は、細胞の増殖や分化などさまざまな応答を引き起こします。代表的なものには、インターフェロン、インターロイキン、コロニー刺激因子、腫瘍壊死因子（TNF）などが挙げられます。なかでも、TNF-α、インターロイキン-1β、インターロイキン-6などは炎症を引き起こすサイトカインとして重要です。再び泥棒退治を例にすると、免疫細胞同士の情報交換という意味では携帯電話でのやり取り、相互の活性化という意味では食べ物を交換しているイメージになるでしょう。

② 川崎病における免疫異常

川崎病では広範な免疫異常が起こり、これらの免疫細胞が活性化して血管炎を起こすことが知られています。血液中の変化として、白血球中の好中球が著増し、Bリンパ球は増加し、Tリンパ球は減少します。単球の数は変わりませんが、炎症に関わる単球は増えるといわれています。

血管組織には、好中球と単球が分化したマクロファージが多数認められます(浸潤といいます)。マクロファージが目立つことは川崎病の特徴で、免疫反応の主役に位置付けられます。このほか、T細胞(キラーT細胞が多い)、免疫グロブリンAを産生する形質細胞、好酸球、樹状細胞などが組織に浸潤します。

免疫細胞からはTNF-α、インターロイキンなどの炎症性サイトカインが分泌され、さらに免疫異常を促進するという悪循環が生じます。このようにサイトカインの急激な上昇によって全身の異常を引き起こす病態を全身性炎症性反応症候群(SIRS)と呼び、川崎病もその一種と考えられています。

③粘膜免疫

前述のように、ローリー先生の研究の出発点は、免疫グロブリンAを産生する形質細胞が川崎病患者の血管などの組織に多数認められたことです。免疫グロブリンAは、病原体を含む異物の侵入を防ぐ粘膜免疫で重要な役割を果たします。川崎病の病因論で粘膜免疫に注目した研究はほとんどありませんが、川崎病の特徴に適合する面があると、私は思っています。

第一に、川崎病の好発年齢である乳幼児期では、全身免疫より粘膜免疫が早く発達します。第二に、充血の起こる眼球結膜や口腔だけでなく、しばしば病変が及ぶ消化管・尿道・胆嚢はいずれも粘膜に覆われています。局所の抗原刺激で誘導された免疫グロブリンA産生B細胞が、全身の粘膜で形質細胞に分化する共通粘膜免疫系は一斉に炎症が起こる経過に合致します。第三に、日本人では欧米人に比べIgA欠損症が少なくIgA腎症が多いことから、川崎病の人種差も説明できるかもしれません。また、子どもに多いIgA血管炎は川崎病と一部オーバーラップする例が報告されています。

川崎病の主要症状は皮膚粘膜の炎症ですから、粘膜免疫の異常があることは理に適っていますが、その異常が血管炎に及ぶメカニズムはわかりませんが、従来の検討は不十分ですので、新しい研究の一つのテーマになるかもしれません。

④自然免疫

最近、九州大学の原寿郎先生のグループは、自然免疫に関する研究を発表し注目されています（図9）。川崎病では、初期に好中球やマクロファージが活性化することと再発があることから、獲得免疫より自然免疫が重要と考えられます。

自然免疫では、病原体に関連する分子パターン（PAMPs）と自己細胞に関連する分子パターン（DAMPs）という特有の構造が、自然免疫パターン認識受容体に認識され炎症

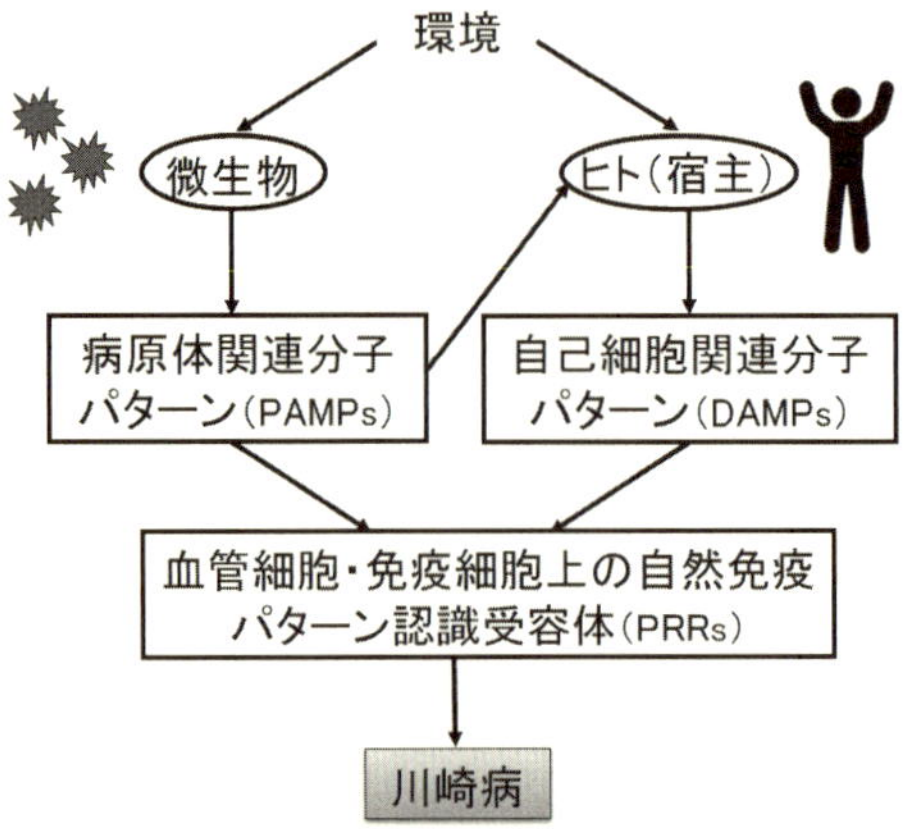

図９　自然免疫
Hara T, et al.: Clin Exp Immunol. 186: 134-143, 2016　より改変

が生じます。病原体と環境の相互作用によるPAMPsが、患者さんの身体のDAMPs産生を促し、血管内皮や免疫細胞の自然免疫受容体を介して川崎病の血管炎が起こるという説です。

マウスの動物実験では、自然免疫受容体に結合する物質を投与すると、川崎病に類似した冠動脈炎が生じました。川崎病の患者さんの血清では、ヒートショックタンパク質などDAMPsの上昇が報告されています。川崎病におけるT細胞に関する分析では、自然免疫に関する細胞（γδT細胞）が主に活性化され、獲得免疫に関する細胞（αβT細胞）はほとんど活性化されていませんでした。

このようなデータに基づくと、自然免疫が川崎病の主体になっている可能性は高いと思われますが、真の病因はまだ不明です。原先生のグループは、川崎病に類似した感染を起こすエルシニア菌に注目し、そのバイオフィルム（細菌が産生する粘液や膜状の物質）の構造と川崎病の特異物質が共通であることを報告しており、今後の研究成果が期待されます。

2　川崎病はなぜ増えているか

自己免疫疾患との関連

ここで、この二〇年間、川崎病が増え続けている謎について考察してみます。川崎病は免疫異常によって自己の血管に炎症が起きますが、その本態を免疫力が強い体質を持っていることであると前向きに捉えようという独自の仮説を述べます。

免疫は、前述のように、自分の身体とは異なる病原体やがん細胞などの異物を排除する仕組みです。したがって、健康を維持するために必要なものですが、免疫の異常のために自分の身体を攻撃してしまう病気があります。このような病気を自己免疫疾患と呼び、リウマチ性疾患や炎症性腸疾患が代表的です。

川崎病も含め、自己免疫異常によるいくつかの血管炎が知られています。大きな血管炎症には高安動脈炎、巨細胞動脈炎、中型の血管炎には川崎病、結節性多発動脈炎、小型の血管炎にはＩｇＡ血管炎、多発血管炎性肉芽腫症などがあります。

気管支喘息、アトピー性皮膚炎、食物アレルギーといったアレルギー性疾患は、自己免疫疾患とは区別されています。しかし、本来は自分の身体を守るべき仕組みが異常になるという意味では、共通の要素があります。川崎病の患者さんにアトピー性皮膚炎や気管支喘息といったアレルギー性疾患が多いことも報告されています。

子どもの病気として、炎症性腸疾患、気管支喘息、食物アレルギー、そして川崎病と、自己免疫疾患やアレルギー性疾患は、近年、増加しています。この理由を、人類の感染症の闘いと進化という観点から考察してみます。

感染症との闘い

人類が病気になる最大の原因は、病原体による感染症です。ウイルス、細菌、ダニ、寄生虫といった病原体が、身体の中に入り繁殖して具合が悪くなります。感染症の代表は風邪ですが、重症化することもあり、子どもやお年寄りは死亡することもありえます。

一〇〇年前は、子どもが生きることも大変で、一〇〇〇人が出生すると実に約一六〇人の乳児が死亡していました。すなわち六人に一人の赤ちゃんが亡くなっていたことになります。小さい命を奪っていた最大の脅威こそが、病原体による感染症なのです。

感染症に対し人類の英知は二つの強力な武器を作りました。ウイルスに対するワクチン（予防接種）と細菌に対する抗菌剤（抗生物質）です。これらの開発に加え、医療全般の進歩もあり、現代では子どもの死亡率は、一〇〇〇人が出生すると二人前後まで激減しています。ワクチンにも抗菌剤にも副作用があり、抗菌剤の乱用が耐性菌を生み出すというマイナス面はありますが、プラスの面がはるかに大きいことは明らかです。

感染症に対し、人類を含め生物が持っている抵抗力こそが免疫です。ワクチンや抗菌剤のない大昔には、免疫力があるからこそ人類は生き延びてきました。粘膜免疫は全身免疫に発展し、病原体が体内に入ってきても攻撃できるようになりました。自然免疫は獲得免疫に発展し、同じ病原体には感染しにくいようになりました。さまざまな免疫細胞やサイトカインのネットワークも、病原体との闘いで構築されてきたと推測されます。

進化医学からみた病気の原因

以下の記述は、産業医である森治郎先生が著した『人生を生き抜くための進化医学入門』を参考にしています。森先生は、私と一緒に勤務したこともある小児科医で、川崎病の低ナトリウム血症に関する論文も書かれています。なお、森先生のご高著には川崎病のことは触れられておらず、進化医学との関連は私のオリジナルの仮説です。

感染症をある程度、抑制できるようになった人類は、「進化環境と現代環境のミスマッチ」、言い換えると「なじみのある環境の急速な変化」によって新たな病気にかかりやすくなりました。現代病である肥満、糖尿病、高血圧、うつ病、アレルギー、腰痛などの出現や増加は、進化医学から説明ができるそうです。

人類を含めた生物にとって、感染症に続く脅威は飢餓です。大昔には天候不良で農作物が採れなかったり、獲物に逃げられて動物が捕らえられなかったりすると、空腹で弱り亡くなった人類も多かったでしょう。そのような環境で、食べ物が少なくても栄養を蓄えられるような遺伝子を持つ個体は、飢餓に強く生存に有利ですので多数の子孫を残すことができます。

ところが、食べ物が豊富にあり、乗り物も発達した現代では、そのような個体は食べ過ぎと運動不足により、不必要に身体に栄養を蓄えて肥満や糖尿病になってしまう、と進化医学では考えられています。

感染症と進化医学の関連で、医学領域では有名な鎌状赤血球症の話を紹介します。鎌状赤血球症は、酸素を運ぶヘモグロビンというタンパク質の遺伝子異常によって起こる病気で、赤血球が鎌のように変形し貧血を起こします。

鎌状赤血球症は日本では非常にまれで、アフリカの、とくにマラリアの発生地域に多いことが知られています。マラリアは、寄生虫の一種であるマラリア原虫の感染によって起こる熱病で、蚊に刺されると感染します。感染すると肝臓で増殖した後に赤血球内で分裂・成長し、新たな赤血球に侵入することを繰り返します。このため、高熱や悪寒が続き、重症の場合は死に至り、今でも全世界で年間約五〇万人が死亡しているといわれています。

鎌状赤血球症の患者さんでは、赤血球の寿命が短いのでマラリア原虫が感染しても成長ができず、病気に抵抗性を示します。そこで、マラリアの流行地域では、鎌状赤血球症の遺伝子異常を持っていると、生存に有利で次世代に多くの子孫を残すことができました。これがアフリカで鎌状赤血球症が多い理由と考えられています。

このような進化医学の概念を川崎病に応用してみると、川崎病が日本をはじめ東アジアに多いのは、この地域の何らかの感染症に対し有利な遺伝子を持っているからだと考えることもできます。

前述のように、昔は多くの子どもが感染症で命を落としてきました。ワクチンも薬もない時代に、感染症に闘い生存できた子どもは強い免疫力を持っていたと想定されます。ところが、環境の変化や医療の進歩で病原体が減った現代では、そのような方は感染を契機に免疫のシステムが高まりすぎ、自分の血管に炎症を起こした結果、川崎病を発症するのではないでしょうか。

すなわち、「川崎病の患者さんは日本に生きるために有利なエリート」であり、川崎病になったことは名誉な勲章であると考えることもできます。

私の飛躍した仮説は、論文に書くような科学的根拠はまったくありません。しかし、病気にかかって残念だとネガティブになるより、むしろ免疫力が強い体質なのだとポジティブに捉えたほうが気分がよいと思いませんか。

お子さんが川崎病にかかった際、「どうして病気にさせてしまったのだろう」と悔やむ親御さんもいるそうです。原因がわからないのですから予防のしようもなく、もちろん親御さんの責任ではありません。むしろ、「うちの子どもは免疫力が強いのだ」と胸を張ってください。次項では、川崎病の患者さんの体質を規定する遺伝子について述べますが、多くの遺伝子は免疫に関わるものなのです。

3 遺伝

日本をはじめとする東アジア人に多いこと、同胞例や親子例など家族内発生が多いことから、川崎病の罹患しやすさに遺伝的要因が関与することは間違いありません。前述のように、日本人の子どもの罹患率は欧米の一〇倍以上、きょうだいに川崎病罹患者がいると発症のリスクは約一〇倍と報告されています。典型的な遺伝性疾患（メンデル遺伝病）のように、一つの遺伝子のバリアント（多様性）があるからといって川崎病に罹患する危険がすごく高まるわけではありません。複数の遺伝子のバリアントの組み合わせに、感染や環境の影響が加わり発症する多因子遺伝と考えられます。

そこで、川崎病の罹患しやすさや重症化に関連する遺伝的バリアントについて研究が進められてきました。日本では、千葉大学の尾内善広先生が多くの研究成果を挙げています。遺伝的バリアントとは、遺伝子のさまざまな変化を意味し、病気に関係する病的変異と病気に直接関係しない遺伝子多型が含まれます。

遺伝子を同定する手法は大別して二つあります。一つは候補遺伝子アプローチといって、すでに知られている遺伝子に狙いを定め、その多型を調べる手法です。免疫や炎症に関係する遺伝子についていくつかの研究があります。しかし、結果は報告によってばらつきがあり、川崎病の原因遺伝子として確立していません。

近年では、特定の遺伝子を狙うのではなく、全遺伝子の多型を探索するゲノムワイド研究が主流です。この手法によって、川崎病に罹患しやすい（罹患感受性）遺伝子として、*ITPKC*, *CASP3*, *ORAI1*, *FCGR2A*, *BLK* などのバリアントが発見されました。*ITPKC*, *CASP3*, *ORAI1* は免疫細胞内のシグナル伝達（Ca2+/NFAT 経路）、*FCGR2A* は免疫グロブリンの受容体、*BLK* はB細胞受容体のシグナル伝達と、いずれも免疫の働きに関わります。

ITPKC や *CASP3* が関連する免疫の働きを抑えるシクロスポリンは、実際に川崎病の治療に応用されています。また、これらの遺伝子にある種の多型があると、標準治療に反応が悪くなったり（免疫グロブリン療法不応例）、冠動脈瘤が発生しやすくなったりすることも報告されています。

このように遺伝子の解析は、川崎病の原因の究明だけでなく、重症度に応じた適切な治療法の開発にも役立つ可能性があります。将来的には、すでにがんの診療で始まっているような個人に最適なオーダーメード治療や、人工知能による治療も夢ではありません。

川崎病をめぐる闘い

川崎が論文を発表した頃、この病気に関する侃々諤々《かんかんがくがく》の論争が起こっていた。同様の症状を示す患者さんが増え、臨床の現場では、古い病気の一種なのか新しい病気なのか、当時の医師にはわかりかねる状況であった。

日本小児科学会の東京都地方会は、第一線の小児科医による論争の戦場になっていた。論文の執筆を進めている最中の川崎は、一九六七年一月のプログラムに、「スティーブンス・ジョンソン症候群の三症例」という演題を見つけた。この症候群は珍しい病気であり、抄録を読むと例の病気の可能性が高い。

雪がちらつくような寒い日の開催であったが、川崎は防寒着に身を固め、勇んで地方会に出かけた。

会場で発表内容を視聴すると、予想通り、スティーブンス・ジョンソン症候群というよりも川崎の追求している病気そのものであった。この演題について注目が集まっていた証拠に、発表が終わるやいなや、多くの質問や意見があった。

小児のリウマチ性疾患であるスティル病ではないか、という批判に首を傾げた川崎が質問に立とうとすると、マイクの前には既に長い列ができている。その列の中に知った顔があった。

東京女子医科大学第二病院（現在の東医療センター）小児科の草川三治である。川崎は論文の相談をするため、九段坂病院の友人を訪れた際、たまたま心臓外来のパートに来ていた草川に会い面識があった。草川は、

「この報告は、日赤中央病院の川崎がすでに報告している病気と同じものではないでしょうか」というコメントを述べてくれた。

川崎は我が意を得たりと、拳を強く握りしめた。

だが、その後の議論や座長のコメントでは、川崎や草川の意見に賛同する者は少なかった。自己の正当性を主張したり、他人の揚げ足をとったりするような発言が多く、川崎はもどかしい思いであった。

同年四月の地方会では、聖路加国際病院から、「心炎を合併したスティーブンス・ジョンソン症候群の一例」という報告があった。発表が終わると、さっそく、

「それはスティーブンス・ジョンソン症候群と診断するのはおかしい」

という反論が会場からあがった。

　この病名が適切でないのは明らかだが、既存の疾患に当てはまるものでもない。さて、どう答えるだろうと、川崎が発表した若い医師の顔を見ると、眉をひそめて佇んでいる。

　そのとまどいを助けるように、背広姿の中年の男がマイクの前に立った。

「共同演者の聖路加国際病院の山本です」

　そして、会場を見渡すと力強い声でこう言った。

「私たちは、本件と同様の症状を呈する症例を近年経験していますが、ふさわしい病名が見当たらず、スティーブンス・ジョンソン症候群をあえて拡大解釈しました」

　聖路加国際病院の小児科医長である山本高治郎は、最近経験しているという一連の疾患の特徴として、持続する発熱、発疹、頸部リンパ節腫脹、眼球結膜の充血、イチゴ舌、手足の硬い浮腫や紅斑、回復期の指先の落屑といった症状を述べた。

「そういうわけで、スティーブンス・ジョンソン症候群の名称に固執するつもりはありません」

　山本の指摘した所見は、出版が間近になった自分の論文の報告と酷似している。川崎は、その洞察力に感銘するとともに脅威をいだいた。

「彼が、私より先にまとまった論文を発表していたなら、川崎病でなく山本病になっていたに違いない」と川崎は後年述懐している。

地方会の終わったフロアで、川崎は山本に呼びかけた。帰りを急ぐ人の流れの中で、二人の話し合いは時が止まるかのように熱を帯びた。

彼らがターゲットにしてきた病気は、同じものに違いないことがすぐにわかった。自分たちの知見や文献の情報を交わし、貴重な仲間とめぐり合った嬉しさを川崎は噛みしめた。

彼らが話し込んでいた踊り場の横を、足早に通り過ぎた男がいた。東京都地方会のみならず日本小児科学会を牛耳っていた東京大学小児学教室の教授であった。

丸眼鏡の奥から一瞥した教授の視線は、刃のように冷たいものだった。

会場での議論が意にそぐわないものであったためだろうか。川崎の心中に不安な影がよぎった。

そして、同年六月の小児科学会東京都地方会のことである。入梅して間もない頃で、朝から雨が続く鬱陶しい天気であった。

最近の盛り上がりを反映したためであろうか、薄暗い講堂にはいつもより多い数百人の小児科医がひしめいていた。

聖路加国際病院の山本のグループから「急性熱性皮膚粘膜淋巴腺症候群の臨床治験について」という二三例の報告があった。直前に入手した川崎の論文を認めていることが明らかな演題名であった。

演者も、「これらの症例の所見は、川崎の記載に一致している」と、締めくくりではっきりと川崎の見解を支持してくれた。

演題発表後の川崎の追加発言を受け、神前部長は、山本らの発表に謝意を述べた上で、「この新しい症候群は、第一線の医者が遭遇しているものです。異なった意見の方もあるようですので、ぜひシンポジウムの形式で討論してください」

と、東大の教授に提案してくれた。

いま以上に学閥の影響が強い時代であり、大学病院を中心とした医学会のヒエラルキーの頂点は東大であった。教授は、日本小児科学会の理事長として君臨し、東京都地方会でも運営の中心であり、特別なシンポジウムを組むとなれば、その了解は必須であった。

新しい病気に関する自分の主張が認められ、原因や治療について学会でオープンな話し合いができるようになるのではないか、と川崎は固唾を飲んで教授の返答を見守った。

しばし逡巡した後、ゆっくりとマイクの前に立った教授の頬は、いくぶん紅潮しているように見えた。

「そんな病気は教科書に載っていない」

と大きな声を張り上げた。見ればこめかみには青い筋が立っている。

「東大病院にもときどき入院してくるが」

眼鏡の奥から鋭い眼光で川崎と神前を睨みつけると、

「私どもでは、スティーブンス・ジョンソン症候群と診断している」

と吐き捨てるように言い切った。

教授の発言に失望して周囲を見回すと、うなずいている者、薄ら笑いを浮かべている者、ヒソヒソと語り合っている者がいる。誰もが高慢な東大教授に与して、川崎を馬鹿にしているように思われた。

固い椅子に身を沈めて両手で顔を覆うと、川崎はしばらく動くことができなかった。


地方会の帰りに、憤懣やるかたない川崎は、神前部長を誘って駅前の飲み屋に向かった。ビールをあおると、周囲の喧騒にまぎれて大声で訴えた。

「大学教授は現場のことが何もわかっていません。われわれのような民間の医師の発見は認めてくれないのでしょうか」

「まったくそうだよな」

と応えた神前がグラスを強く握りしめる指の関節も白くなっていた。

神前部長は東大の医局では教授の指導医であったにもかかわらず、先輩に礼を失するような応答にも川崎は立腹していた。

大学病院の偉い医者は研究ばかりで頭がいっぱいで、臨床が何もわかっていない。民間病院の一介の医師が新しい病気を報告することなど認めようとしないのだろう。

川崎は一気に飲み干したビールのグラスを机に叩きつけた。大きな音が立ち、枝豆とアタリメを運んできたエプロン姿の店員が驚いたように足を止めた。

いつか、この病気のことを認めさせてやる、川崎は深く心に誓い、唇を噛みしめた。

だが、以後の五年間、日本小児科学会では川崎病の存在は抹殺され、議論に取り上げられることすらなかった。

当時、臨床的な話題を扱う場として、主に開業医が中心となり発足した臨床小児医学懇話会という組織があり、川崎も参加していた。

地方会で東大教授に切り捨てられた同年の一一月に、「原因不明の熱、発疹、関節症状を呈する疾患をめぐって」というシンポジウムが、この会で初めて開かれた。演者は、川崎や山本を含む五名で、司会は日赤中央病院小児科部長の神前の前任者で、川崎の恩師でもある愛育病院院長の内藤壽七郎であった。

川崎の主張に対する賛成もあれば、スティル病やスティーブンス・ジョンソン症候群とする反対もあった。しかし、学会の権威の呪縛から離れ、臨床医が自由闊達な議論を行えたことはよかったと、川崎は高く評価した。

その後、川崎を支持した山本や草川らは、その功績を重視して、論文のタイトルに、急性熱性皮膚粘膜淋巴腺症候群だけでなく、川崎の名前を付けるようになった。患者・家族への説明にも、短いほうがわかりやすいということで、自然に川崎病という病名が広まっていった。

川崎が発見した新しい苗木は、特別な栄養を施さなくても、大学教授の圧力を撥ねのけて発育し、大地に根を張って世界に向けて大きく開花しようとしていた。

第三章　川崎病の診断

本章では川崎病の診断方法について述べます。乳幼児を育てている親御さんは、早く診断するために主な症状をぜひ知っておいてほしいと思います。川崎病になったお子様の親御さん、川崎病になった大人の方、一般の方には、さまざまな症状と診断の難しさについてお伝えします。

1　診断のきっかけ

小さな子どもを持つお母さんやお父さんは、発熱が出ると心配になることでしょう。しかし、子どもは体温が上がりやすく、ほとんどの例ではウイルス感染の感冒にともなうものので自然に解熱しますので、様子を見ていてかまいません。薄着にしたり冷却シートを使ったりしてもいいですし、高熱では解熱剤を使うのもいいと思います。

しかし、発熱が重大な病気のサインになることもあるため、他の症状や全身の状態に気をつける必要があります。とくに高熱が続き、機嫌が悪くぐったりしている場合は、診断をつけて適切な治療を受けるため病院にかかるべきです。このような状態の乳幼児では、川崎病の可能性も考えないといけません。早期の診断と入院を要しますので、ぜひ知っておいてほしい病気です。

高熱が三〜四日続き、皮膚の発疹、眼・唇の充血、手足の紅斑などが出現する際には川崎病を疑います。首のリンパ節が腫れることもあります。ＢＣＧの接種部位が赤く腫れることは川崎病に特徴的です。これらの主な症状が明らかですと、小児科医であれば診断は難しくありません。しかし、症状が同時にそろわなかったり、軽い所見であったり、微熱が続いたりすると診断がつかないこともあります。

発熱の経過中に変わったことがあれば、スマートフォンなどで写真を撮っておくといいでしょう。最近の器械は性能がいいので、発疹や充血の写真があれば診断に役立ちます。川崎病に限らず、病気の際の子どもの写真やビデオを残しておくことをお勧めします。

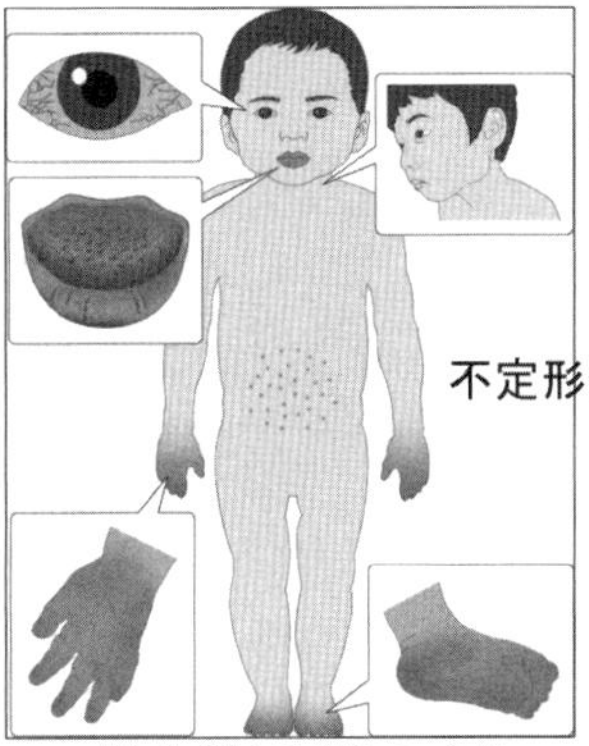

図10　主要症状

2　主な症状と所見

川崎病が原因不明であることから、診断を確定できる特別な検査法はありません。「川崎病診断の手引き（改訂第六版）」に基づき、以下に示す六つの主要症状のうち、五つ以上の症状を伴うものを川崎病と診断します（図10）。ただし、四つしか認められなくても、経過中に心エコーで冠動脈瘤（拡大を含む）が認められ、他の疾患が除外されれば川崎病と診断してよいことになっています。

出現率は、①はほぼ一〇〇パーセント、②〜⑤は九〇パーセント以上ですが、⑥は約七〇パーセントと低率です。発熱で発症し、三〜五日間高熱が持続した後に、これらの主要症状が出現する経過が典型的です。主要症状は、重症例では一～二日間で五つ以上そろうことがあり、軽症例では四つ以下のこともあります。

典型例の川崎病であれば小児科医が診断することは比較的容易ですが、非典型例では診断が難しいことがあります。

① 発熱

通常は三八度以上の高熱が持続し、不機嫌や倦怠感をともないます。以前は五日以上続く発熱が診断の条件とされ、今でも米国のガイドラインではそのように記載されています。しかし、日本では診療のレベルアップにともない四病日以内に診断できる症例が増え、現在の診断の手引きからは、発熱日数は問わないことになりました。近年では四病日以内の免疫グロブリン療法開始例は過半数を占めています。

典型例では高熱を呈しますが、微熱が続く例もあり、生後六か月未満の乳児に多いとされています。いったん解熱したようにみえても、ときどき微熱があり他の主要症状をともなう場合は注意が必要です。

② 両側眼球結膜の充血

発熱に次いでよく認められる所見で、結膜全体が発赤しますが血管が拡張し互いに区別できる特徴があります。眼脂（目やに）はないかわずかです。

③ 口唇、口腔所見：口唇の紅潮、いちご舌、口腔咽頭粘膜のびまん性発赤

唇が乾燥・充血し、著しい例では亀裂や出血をともないます。舌は発赤・腫脹し、イチゴのようにブツブツした所見（イチゴ舌）を呈します。扁桃腺に白い膿が付いたり、口腔粘膜に水疱や潰瘍ができたりする場合は、川崎病以外の疾患が示唆されます。

④ 発疹

大きさや形が一定でない斑状の発疹が主体で、癒合して地図状を呈し、ときににじんましんのように膨隆します。発疹は陰部、肛門、臍の周りといった皮膚と粘膜の移行部に出やすいので、オムツやパンツを脱がせてよく観察します。水疱をともなうことがない点は川崎病の特徴といわれています。

従来の診断の手引きでは、参考条項であったBCG接種痕の発赤が、今回の手引きでは主要症状になりました。川崎病に特異的な所見ですので、とくに二歳以下では診断に役立ちます。

⑤四肢末端の変化

典型例では、手足が硬く腫れ光沢をおび、手のひらや足の裏または手足の指先がびまん性に紅潮します。「テカテカパンパン」とも呼ばれる状態です。回復期に指先と爪の境界から膜のように皮膚がはがれる（膜様落屑）ことがあり、川崎病に特徴的な所見です。

⑥急性期における非化膿性頸部リンパ節腫脹

典型例では片側性で、耳介の後部に痛みをともなう硬い腫瘤として触れます。年長児に多く、しばしば発熱と同時または発熱に先行して出現します。診断の手引きには大きさが触れられていませんが、米国のガイドラインでは直径一・五センチ以上とされます。昔は指の大きさを目安にしていたためで、「川崎先生の親指の先（拇指頭）が一・五センチだったから」という説もあるそうです。

他の主要症状に比べて年長児に多く（三歳以上では約九〇％）、初発症状になることもよくみられます。化膿性リンパ節炎と誤診され、川崎病の診断が遅れることも少なくありません。

3　不全型について

診断の手引きや全国調査では、主要症状が四つあっても冠動脈瘤がない例と（冠動脈瘤の有無にかかわらず）三つ以下の例を不全型としています。臨床の現場では、心エコーの冠動脈の所見を参考に、四つ以下の場合でも免疫グロブリン療法の適応を決めています。不全型は、川崎病全体の一五〜二〇パーセントを占め、診断が遅れて冠動脈瘤を生じることも少なくありません。以下では、手引きの参考条項を一部改変し、注意するべき症状と診察所見を述べます。

主要症状が四つ以下でも川崎病を疑うべき所見

普通の風邪による発熱に比べ元気がない場合が多いので、不機嫌でぐったりした状態は診断に重視されます。血液検査の詳細は後述しますが、肝機能の障害（血清トランスアミナーゼ値の上昇）、尿中白血球の増加（膿尿）、血小板数の増多（回復期）、ＢＮＰまたはNT-pro-BNP の上昇などは、とくに不全型の際に診断の参考になります。

ＢＮＰは、血管を拡張し利尿作用を持つ心臓から分泌されるナトリウム利尿ペプチドというホルモンの一種です。始めはブタの脳から分離されたので脳性（Bはbrainに由来）ナトリウム利尿ペプチドと呼ばれますが、ヒトでは主に心臓の心室から分泌されます。BNPは、心不全の状態を表す鋭敏な指標で、日常診療では欠かせない検査になっています。BNPの合成過程でできるNT-pro-BNPも同様の指標になり、血清で測定でき安定性に優れた特徴があります。

BNPまたはNT-pro-BNPは川崎病の患者さんで高値を示し、不全型の鑑別診断や重症度の評価に有用ということが知られています。上昇するメカニズムはよくわかっていません。当初は心臓の広がる力（拡張能）が弱まるためといわれていましたが、最近では炎症性サイトカインが分泌を促進するためという報告が多いようです。

重症度が高いため注意を要する所見

心筋炎、心タンポナーデ（高度の心膜液貯留）、血圧低下（ショック）を起こすと顔色が悪くなり、手足も冷たくなります。腸管が麻痺して動かなくなるイレウスでは、強い腹痛や嘔吐がみられます。意識障害は、ショック以外にも脳症が原因になることがあります。このような重症例では致命的なこともあり、専門施設での厳重な管理が必要です。

標準的な免疫グロブリン療法が効きにくい不応例の予測に関連する指標として（表1）、

白血球数・好中球数の増多、血小板数の低下、タンパク質のうちのアルブミンの低下、電解質のナトリウムの低下、ビリルビンの増加（黄疸）、炎症の指標であるＣＲＰ値の増加などがあります。

また、乳児、とくに三〜六か月未満では、免疫グロブリン療法不応や冠動脈瘤の合併が多いことが知られています。血液検査の不応例予測の指標が当てはまらない例もあり注意を要します。

特異的ではないが川崎病で見られることがある所見

聴診では一般に頻拍で、頻度は多くありませんが心雑音、ギャロップ音（心不全にともなう過剰な心音）、心音の減弱、不整脈などを認めます。冠動脈瘤以外の末梢動脈にも瘤を生じ、たとえば腋の下に拍動性の瘤を触れることがあります。

腹痛、嘔吐、下痢などの腹部症状を示す例もあり、腹部エコーではしばしば胆のう腫大が検出されます。腹部症状が著しいと急性腹症と紛らわしいことがあります。

血液検査では、貧血や赤沈値（最近はあまり測定しません）の促進もみられます。咳嗽《がいそう》や鼻汁といった気道症状、胸部レントゲン写真における肺野の異常陰影をときに認めます。

皮膚の小さい膿疱《のうほう》（膿《うみ》のかたまり）のほか、回復期に爪にへこんだような線（横溝）や爪先の肥厚を認めることがあります。ときに新たな発疹が回復期に出現し、薬剤の副作用（薬疹）が疑われることが多いのですが、私は川崎病によるものと思っています。

関節炎による疼痛・腫脹は年長児に多く、急性期には指などの小さい関節、回復期には股関節など大きな関節が好発部位とされています。長びく場合にはリウマチ性疾患との鑑別を要します。

髄液の単核球増多のため髄膜炎と診断されたり、けいれん、顔面神経麻痺、四肢麻痺などを認めたりすることがあります。けいれんが持続する場合は（けいれん重積）、意識状態に気をつけ脳症を見逃さないようにするべきです。

耳が聴こえにくい（難聴）、光をまぶしがる（羞明）などの症状を回復期に認めることもありますので、お子様の様子に気をつけてください。状態によっては、耳鼻咽喉科や眼科の受診を要します。

4　バイタルサインの変化

バイタルサインとは、体温、心拍数、呼吸数、血圧といった生命の維持に必要な徴候です。体温計、聴診器とストップウォッチ、血圧計があれば、誰でもどこでも測定することができ、数値で全身状態を評価することができます。入院すれば看護師が定期的に計測しますし、救急外来でも重症度の選別（トリアージ）に用いられています。バイタルサインは医学情報の基本といえます。

高熱が出ると、通常は心拍数や呼吸数が上がります。しかし、川崎病では、他の発熱性疾患に比べ、体温一度あたりの心拍数や呼吸数の上昇の程度が著しいと報告されています。これは、前述したように、川崎病が炎症性サイトカインの過剰な増加（サイトカインストーム）によって引き起こされる全身性炎症性反応症候群（ＳＩＲＳ）の一種であるからと考えられます。

全身性炎症性反応症候群（ＳＩＲＳ）

ＳＩＲＳの代表的な疾患は、細菌が血液中に入り重篤な症状を起こす敗血症です。このほかにも、ウイルスや寄生虫の感染、外傷、熱傷、膵炎などもＳＩＲＳの原因になります。炎症性サイトカインは、病気や怪我のときに免疫を活性化し身体を守ってくれますが、重症の際にはかえって身体を障害することがあり、その徴候がＳＩＲＳなのです。

ＳＩＲＳは、体温の上昇・低下、心拍数の増加、呼吸数の増加、白血球数の増加・低下（または未熟好中球の上昇）の四項目のうち二項目以上を満たすものと定義されています。

大人では、体温三八度超か三六度未満、心拍数九〇回／分超、呼吸数二〇回／分超が基準ですが、子どもでは体温三八・五度超か三六度未満、心拍数と呼吸数は年齢相当正常値の標準偏差の二倍超が基準です。乳児であれば、心拍数は一分間に一八〇回超か九〇回分未満、呼吸数は一分間に三一四回超が目安になります。

都立小児総合医療センターの友邊雄太郎先生（現在は京都大学病院に所属）と野村理先生（現在は留学中）は、ＳＩＲＳが川崎病の重症度と関連することを報告しました。二七七人の川崎病の入院患者さんを対象に、ＳＩＲＳの基準を満たした一七五人と満たさない一〇二人に分けて臨床経過を比較しました。その結果、治療開始後一週間後と一か月後の冠動脈瘤の割合は、それぞれ一八パーセント対八パーセント、一一パーセント対四パーセントとＳＩＲＳの症例が有意に高率でした。

小児患者評価の三要素（ＰＡＴ）

バイタルサインは簡便な指標ですが、計測の手間がかかります。そこで、見たり触ったりするだけで、子どもの重症度を素早く判断するＰＡＴ（pediatric assessment triangle）という方法が提唱されています。ＰＡＴは、外観（appearance）、呼吸状態（breathing）、皮膚への循環（circulation）というＡＢＣの三要素で構成され、文字通りパッと見てわかる目安です。

Ａの外観では、意識がはっきりしない、呼びかけに対する反応が乏しいぐったりしているなどがポイントです。Ｂの呼吸では、ぜいぜいしている、鼻や胸が凹んで苦しそうであるなどを見ます。Ｃの循環では、手足が冷たい、脈が速くて弱いなどを評価します。

救急外来では、バイタルサインの計測とともに、看護師による重症度の選別（トリアージ）にＰＡＴが用いられています。ＰＡＴに基づかなくても、「元気がなくて機嫌が悪い」、「顔色が悪くて泣き声が弱々しい」、「いつもと様子が違う」といった直観的な判断は誰もが行っていることでしょう。そして、ＳＩＲＳの原因となる川崎病ではＰＡＴも不良な傾向を示すのです。

都立小児総合医療センターにおける川崎病とＰＡＴの関連について、川合玲子先生（現在は東邦大学大森病院に所属）が報告しています。四二〇人の入院患者さんのうち、六六人がトリアージを行う看護師によってＰＡＴ不良と判定されました。ＰＡＴ不良の患者さんは、ＰＡＴ良好であった三五四人に比べ、重症度を表す小林スコア陽性の割合は三九パーセント対一八パーセント、初回治療に不応であった症例は二五パーセント対一五パーセントと有意に高率でした。ＰＡＴは川崎病の重症度を知る簡便な手がかりとなり、不良例では積極的な治療を要すると考えられました。

川崎病ショック症候群

バイタルサインの一つである血圧も、高サイトカイン血症を反映して川崎病では低下傾向を示します。収縮期血圧が健常児正常値の二〇パーセント以上低下しているか末梢循環が不良な状態を、川崎病ショック症候群（ＫＤＳＳ）と称することがあり、海外からの報告では五～七パーセントを占めるといわれています。

最近の一〇三例のレビューによれば、不全型と初回治療不応例が多く、冠動脈瘤は六〇～七〇パーセント、弁逆流や心膜液貯留は二〇～三〇パーセントと高率に認めました。イレウス、肝機能障害、黄疸などの消化器症状も七五パーセントと高頻度でした。神経症状、腎不全、膵炎、呼吸障害など多彩な合併症もあり、多くは集中治療を要しました。

日本での報告が少ないのは、本症候群の定義が確立していないことに加え、診断病日が海外より早いことも一因かもしれません。このレビューでは平均七日で診断されていましたが、日本での初診病日は四日が一番多いのです。この推測が正しければ、やはり川崎病は早期に診断するべきといえるでしょう。

川崎病急性期の検査

本項では、川崎病の急性期の検査所見について、主に乳幼児や学童の川崎病の患者さん

表１　免疫グロブリン療法不応予測スコア

	小林（群馬）スコア	江上（久留米）スコア	佐野（大阪）スコア
治療開始病日	2 点≦ 4 病日	1 点≦ 4 病日	
月齢	1 点≦ 12 か月	1 点≦ 6 か月	
好中球比率	2 点≧ 80%		
血小板数	1 点≦ 30 万 /mm^3	1 点≦ 30 万 /mm^3	
ナトリウム	2 点≦ 133mEq/l		
AST	2 点≧ 100IU/l		1 点≧ 200IU/l
ALT		2 点≧ 80IU/l	
総ビリルビン			1 点≧ 0.9mg/dl
CRP	1 点≧ 10mg/dl	1 点≧ 8mg/dl	1 点≧ 7mg/dl
陽性基準	5 点以上	3 点以上	2 点以上
感度	感度 76%	感度 78%	感度 77%
特異度	特異度 80%	特異度 76%	特異度 86%

Kobayashi T, et al. : Circulation 113: 2606-2612, 2006
Egami K, et al. : J Pediatr 149: 237-240, 2006
Sano T, et al. : Eur J Pediatr 166: 131-137, 2007　より作成

の親御さんを対象に記載します。冠動脈瘤など心血管病変の詳細は後述します。

川崎病の急性期では、強い血管炎を反映し、血液・尿検査だけなく胸部レントゲン写真や心電図など一般的な検査でも、種々の異常がみられます。川崎病に特異的な検査はありませんが、その所見は診断の参考になります。血液検査の異常の程度は重症度と相関し、年齢や診断病日も考慮し標準的な免疫グロブリン療法の反応性を予測するリスクスコア（表1）に用いられています。

冠動脈瘤（拡大を含む）の診断のために、心エコー検査は最も重要で

す。主要症状がそろわずに川崎病の診断に迷う際には心エコーを行い、経過によっては繰り返し実施するべきです。川崎病と診断した場合も、なるべく急性期の治療前、入院経過中も数日に一回は冠動脈病変を評価することが勧められます。

血液・尿検査

①一般的血液検査

炎症の指標として、白血球数、好中球数の増多、CRP値の上昇はほぼ必発です。好中球数とリンパ球数の比が、免疫グロブリン療法の反応性の予測に有用という報告もあります。炎症を反映して、貧血と血症板数増多がみられ、重症例では血小板数は反対に減少します。

生化学検査では、タンパク質のアルブミンの低値、電解質のナトリウム低値、肝機能を表す酵素であるトランスアミナーゼ（ASTおよびALT）の高値、ビリルビンの高値など多彩な異常がみられます。

②尿検査

タンパク尿、膿尿もよく認められ尿路感染症と誤診されることもありますが、一般に細菌培養は陰性のため無菌性膿尿と呼ばれます。

③ バイオマーカー

以上の一般的な検査値とは別に、バイオマーカーと称される研究室で測定される特殊な物質があります。川崎病の病態に合致し、免疫や炎症に関わる物質が主体で、サイトカインとそれ以外に大別されます。サイトカインは、局所の免疫細胞の活動を司る物質で、免疫細胞自身や他の細胞から分泌されます。このうち、白血球の動きに関連するものをケモカインと呼びます。

代表的な炎症性サイトカイン・ケモカインとして、腫瘍壊死因子（TNF）-α、インターロイキン-1β、インターロイキン-6が川崎病で上昇することが知られ、これらの抗体が治療に応用され始めています。その他、Tリンパ球の活性化に関わるインターロイキン-2やその可溶性受容体、ウイルス感染を制御するインターフェロンγ、単球・マクロファージの活性化に関わる単球遊走因子などが上昇します。

サイトカイン以外では、血管内皮作動性物質のエンドセリン1、血管内皮増殖因子、炎症や組織再生に働くテネイシンC、炎症性マーカーのペントラキシン3が、川崎病の病勢を反映することが報告されています。その他、酸化ストレス物質、細胞接着分子、心筋障害のマーカーなど多彩な物質が川崎病に関連するといわれています。

いずれも研究では重要なのですが、実際の臨床での応用は完全に確立していません。このような研究は次世代の医学の発展につながる可能性がありますので、川崎病の患者さんやご家族は、研究の申し出があれば、できればご協力を検討ください。また、研究者は単に数値を解析するのではなく、臨床への還元を目標にしてほしいと思います。

生理検査、画像検査

①胸部エックス線写真

一部の重症例では、胸部エックス線（レントゲン）写真で、心膜炎や心不全による心陰影の拡大が認められます。肺野では、網状顆粒状陰影などの異常が生じ、ときに結節状の陰影をきたします。

②心電図

心電図では、心筋炎、心膜炎、弁膜症を反映した異常や不整脈を認めることがあります。冠動脈瘤の合併例では心筋梗塞を表す変化に注意を要します。

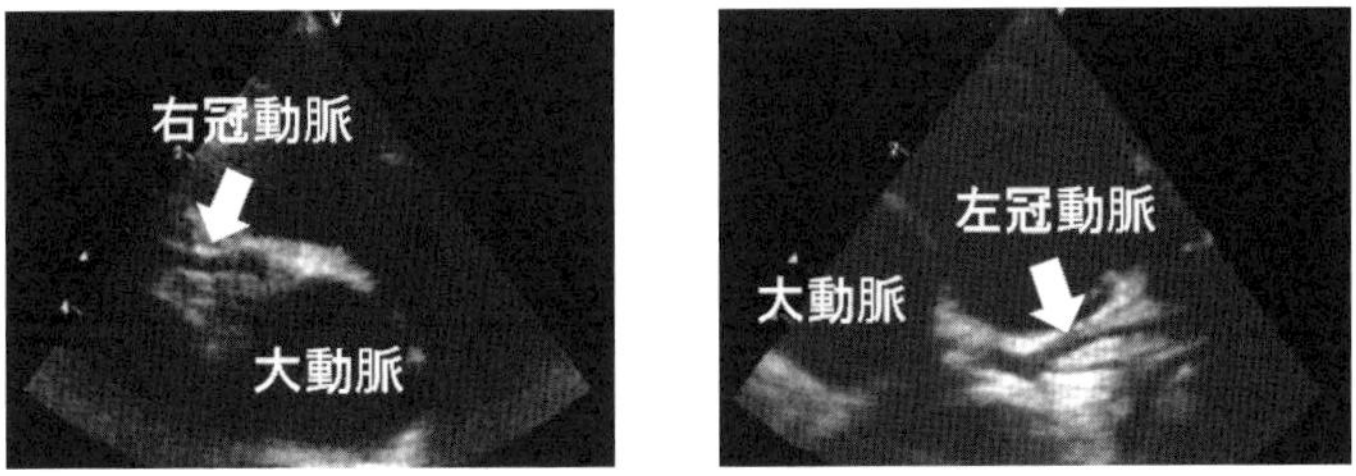

図 11　正常冠動脈の心エコー
レイズスタディーホームページ、Z スコアプロジェクト「あなたもできる！
小児冠動脈超音波検査ガイド」より改変
http://raise.umin.jp/zsp/download/ZScore-guide.pdf

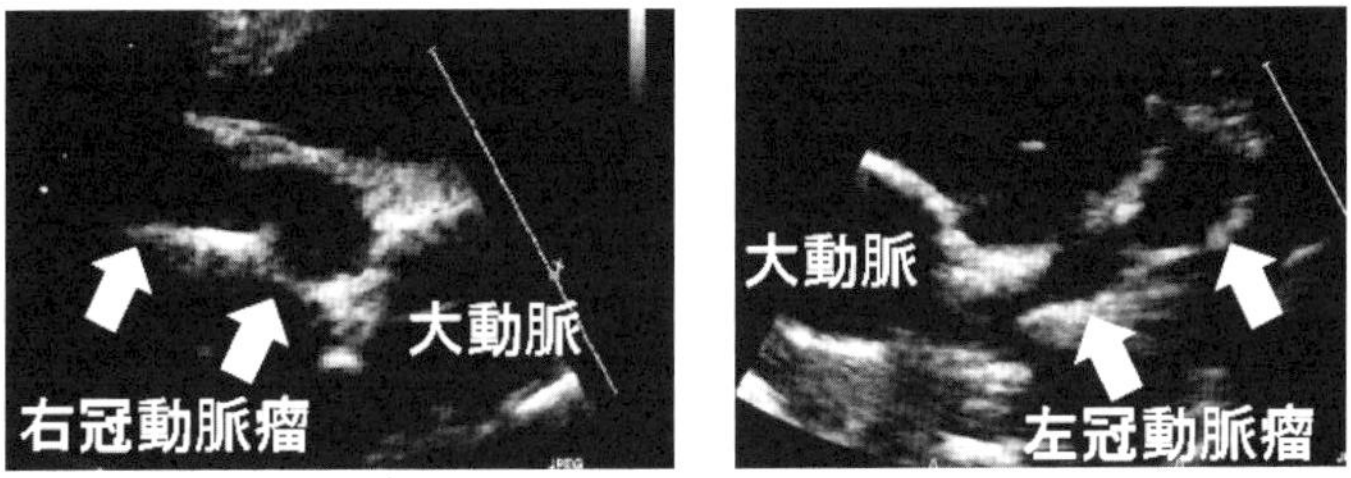

図 12　冠動脈瘤の心エコー
三浦　大：小児内科 46（増刊号）：445-449、2014　より改変

③ 心エコー

冠動脈瘤の有無と程度を診断するため、心エコーは最重要の検査です（図11）。免疫グロブリン療法の効きが悪い不応例を含め、冠動脈の拡大傾向がある例や重症例では週に数回のチェックを要します。冠動脈瘤は、左右の冠動脈の近位部（大動脈から起始する部位に近いところ）にできやすく、末梢に生じることもあります（図3、図12）。冠動脈周囲の輝度増強も

診断の参考になるとされています。

心エコー検査は、川崎病の入院患者を扱っている小児科医なら行うことができるでしょう。しかし、正常の冠動脈が瘤と紛らわしい場合や末梢の冠動脈の瘤を見落とす場合があり、一度は小児循環器の専門医や慣れた技師による検査を受けておくことが望ましいと思います。

冠動脈瘤の有無と程度は、従来は径の実測値で評価されてきましたが、成長や体格による影響も考えないといけません。米国では体表面積で補正した内径のZスコアも重視され、日本でも正常値が確立し、普及し始めています。Zスコアは、実測値と平均値の差を標準偏差で割った値で、試験における偏差値に相当する（実測値は実際の点数）と考えればわかりやすいでしょう。

日本の従来の基準では、冠動脈径が五歳未満三ミリ以上、五歳以上四ミリ以上が異常と定義されていました。今回の診断の手引きでも、Zスコアが取り入れられ、二・五以上が異常となりました。冠動脈瘤の重症度分類は第五章で後述します。

冠動脈以外にも、弁膜症、心膜炎、心筋炎の有無を観察します。弁膜症の多くは僧帽弁（左心房と左心室の間にある弁）の閉まりが悪くなる閉鎖不全で、カラードップラという手法で診断することができます。心雑音をともなわないわずかな僧帽弁の逆流は正常範囲と考えて差し支えありません。

心膜（心臓を包んでいる膜で心嚢とも呼びます）の炎症による心膜液貯留はよく認められ、診断の一助になりえます。重症例では心筋炎や心筋梗塞による心機能の低下をきたすことがあります。

④その他のエコー検査

腹部エコーでは、胆嚢の腫大、腸管粘膜の肥厚、腸閉塞（イレウス）、腹水の貯留などが認められます。膵炎の合併も認めることがあります。頸部リンパ節のエコーでは、化膿性リンパ節炎に比べ、川崎病では複数のリンパ節が集まった多房性の所見が多いといわれています。

第四章　川崎病の急性期治療

本章では、川崎病になったときの初期の治療法について、主に乳幼児や学童の川崎病患者さんの親御さんを対象に記載します。川崎病の大人の方や一般の方は、治療法の進歩について、いかに冠動脈瘤を減らすことができるか、小児科医の努力と成果について知っていただければ幸いです。

1　急性期の経過と治療

急性期の経過の概要

川崎病と診断されれば、通常は入院で診療を受けます。発熱以外の主要症状がそろわず診断がつかないときは、外来で様子を観察する場合があります。観察しているうちに、自然に解熱して、入院しなくて済むこともあります。

このような方でも、通院して、血液検査や心エコー検査を受ける必要があります。また、微熱を繰り返して冠動脈瘤ができてしまう方もいて、後述するように「くすぶり型」と呼ばれます。

小児科医のいる病院であれば、どこの施設に入院しても問題ありません。ただし、血圧が下がる、顔色が悪い、意識障害があるなど重症化の徴候を認める際は、子どもの集中治療ができる専門施設で管理するべきです。

入院期間は通常一～二週間です。昔は一～二か月かかっていましたが、免疫グロブリン療法が導入されてから、かなり短くなりました。治療により速やかに解熱すれば、全身状態も良くなり、多くは冠動脈瘤を残さずに回復します。

免疫グロブリン療法の効きが悪い不応例では、発熱が続いたり、いったん解熱しても再度発熱したりします。このような例では、他の主要症状や血液検査も参考に追加治療を受けます。

二回の治療でも改善が得られない場合は、さらに追加治療を行うため、大学病院や小児病院などの専門施設に転院することもあります。また、大きな冠動脈瘤ができた際も転院が必要です。

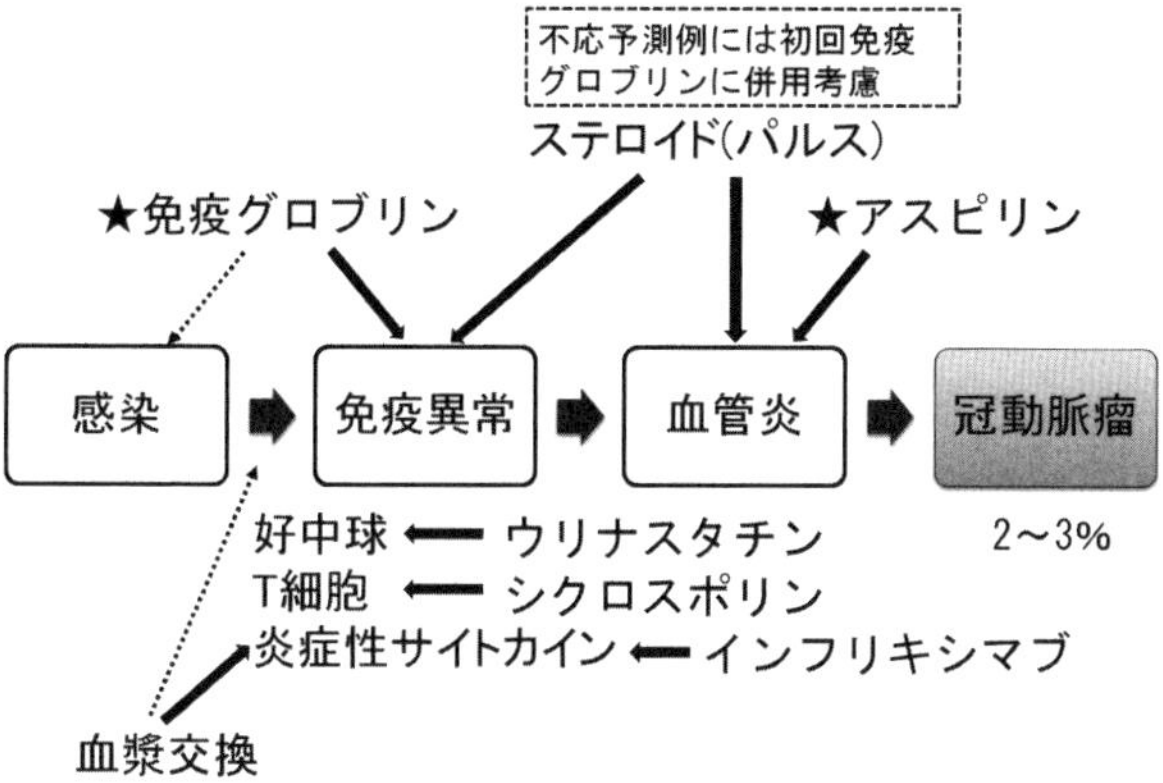

図 13　川崎病の急性期治療
★は標準的な初回治療，その他は補完的な治療

冠動脈の拡大は、通常、発症一〇日目頃から認められます。治療が奏功すれば、一時的に拡大しても多くは正常化します。瘤に進展したものは、発症一か月後まで残存することが多く、発症二〇日目前後まで瘤が増大し続けると中等瘤や巨大瘤になります。

冠動脈瘤ができた例では、原則として少量のアスピリンを継続します。中等瘤以上の例では、他の抗血小板薬、抗凝固薬であるヘパリンやワルファリンを適宜併用します。

急性期治療の目標

急性期治療の目標は、なるべく早期に血管の炎症を抑えて冠動脈瘤の発生を少なくすることです。そのために遅くとも発熱七日以内に、標準的な免疫グロブリン療法（ガンマグ

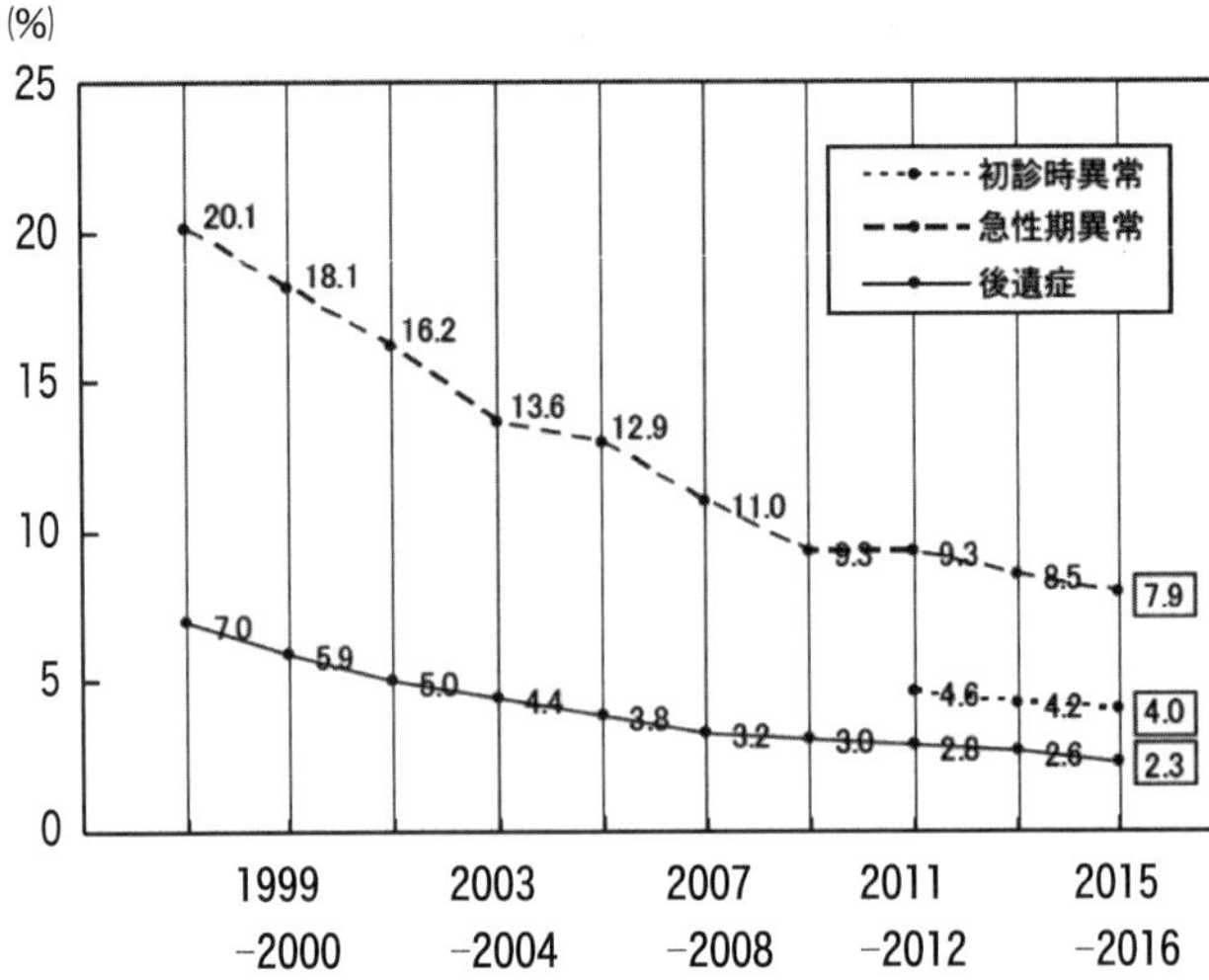

図 14　全国調査における心血管病変の推移
日本川崎病研究センター川崎病全国調査担当グループ「第 24 回川崎病全国調査成績」より改変
http://www.jichi.ac.jp/dph/kawasakibyou/20170928/mcls24report.pdf

ロブリン療法とも呼ばれます）とアスピリン経口投与を開始します（図13）。

冠動脈瘤は、無治療であれば後遺症として二〇～三〇パーセントに認めますが、免疫グロブリン療法の導入により減少し、不応例の治療法の進歩もあり、最近の全国調査では二～三パーセントに抑制されています（図14）。冠動脈瘤がゼロにはならない理由は、いくつかの問題点があるからです。

第一の問題は、川崎病の診断が遅れる場合があることです。典型的な症状を示す患者さんを小児科医が診断することは難しくありませんが、症状のそろわない不全型では見逃すことがあります。主要症状が四つあれば治療してもよいかもしれませんが、二〜三つですと免疫グロブリンが血液製剤であるだけに投与をためらうことがありえます。

診断がついた際に解熱している軽症例では、免疫グロブリンを投与せずアスピリンのみで治療します。免疫グロブリンを用いずに、冠動脈瘤を残さずに軽快することもあります。一方で、微熱が続くような「くすぶり型」と呼ばれる症例では、結果的に冠動脈瘤を生じてしまうことがあります。どのような治療であっても、炎症が一時的に抑えられても、中途半端にくすぶってしまうことがあります。「くすぶり型」では、軽度の主要症状、すなわち三七・五度前後の発熱がみられたり、わずかな眼球・口唇の発赤や皮膚の発疹が一過性に出現したり、炎症反応であるCRP値が陰性化せずに上下したりします。

第二の問題は、免疫グロブリン療法の効果が不十分で、発熱を含む川崎病の主要症状が改善しないか、いったん収まっても再燃する、いわゆる不応例（抵抗例とも呼ばれます）が一五〜二〇パーセント存在することです。不応例に冠動脈瘤のリスクが高いことは知られていますが、有効な治療法は完全には確立していません。

冠動脈瘤は発熱一〇日目頃から出現しますので、免疫グロブリン不応例であっても、追加治療を積極的に行い一〇日未満に解熱することをめざします。しかし、より早期に冠動脈瘤を認める例、強力な治療にもまったく反応しない例、ショック症状で発症する例などの重症例もあり、冠動脈瘤をゼロにすることは容易ではありません。

2　急性期治療の実際

アスピリン

免疫グロブリン療法が登場する以前には、川崎病の急性期治療の主役はアスピリンでした。現在では脇役に回っていますが、なお川崎病には欠かせない薬剤で、急性期には主役を凌ぐこともあり、慢性期にはスポットライトを浴びるような活躍をしています。

アスピリンの本来の正式名称はアセチルサリチル酸で、古典的な解熱鎮痛薬です。大昔から鎮痛作用があることが知られていた柳の葉や樹皮から、まずサリチル酸という有効物質が分離されました。サリチル酸の胃腸障害の副作用を軽減するため、一九世紀末にアセチル化という化学的な合成過程を経て作られた薬品がアスピリンです。

アスピリンはシクロオキシゲナーゼという酵素の働きを阻害することにより、炎症に関わるプロスタグランジンＥ２の生成を抑え、発熱や痛みを和らげます。また、血小板の凝集に関わるトロンボキサンＡ２の生成を抑え、血液が固まりにくくなる作用もあります。

今でも、薬局・薬店で解熱鎮痛薬として、アスピリンを購入し使用されている大人の方は多いと思います。子どもでは、ライ（Reye）脳症という重症の病気とアスピリンに関連があるといわれているため、解熱鎮痛薬には使いません。病院では、大人も子どもも血液が固まりにくくなる抗血小板薬として主に処方されています。

川崎病の急性期では、アスピリンの血管の炎症を抑える働きが有用と考えられます。日本や欧州では、体重一キログラムあたり三〇～五〇ミリグラムの中等量で経口投与します。米国では体重あたり八〇～一〇〇ミリグラムと高用量で投与されますが、用量による有効性の相違はないので、副作用の観点からも中等量が望ましいと考えます。アスピリンは、急性期でも少量投与で十分という報告もあります。

歴史的には、免疫グロブリン療法が登場する前に、施設間の比較でアスピリンを使うと冠動脈瘤の発生が減ることが報告されました。その後、日本で行われたランダム化比較試験でも、アスピリンが有用であることが示されました。エビデンスレベルの高い研究では、アスピリンの有効性は確実に検証されていませんが、免疫グロブリン療法をはじめとする臨床試験は、すべてアスピリンの併用で行われています。

急性期治療が奏功して解熱した後、アスピリンは少量投与になり、冠動脈が正常であれば二～三か月間後に中止します。冠動脈瘤が残存していれば、原則として服用を続けます。

少量投与は、抗血小板作用により冠動脈に血液が詰まりにくくしているのです。

このように急性期には血管の炎症を治し、慢性期には血液をサラサラ流すという働きがあるアスピリンは、川崎病に理想的な薬剤といえるでしょう。急性期に肝機能障害を認めることが少なからずあり、アスピリン以外の抗血小板薬を使用する施設もあります。しかし、その薬剤にも肝機能障害の副作用はあり、アスピリンを使っていても通常は川崎病が良くなれば肝機能も改善します。明らかな副作用のない限り、アスピリンは標準薬として使うべきと考えます。

免疫グロブリン療法

世界的にも確立している川崎病の標準的な治療は、免疫グロブリン療法です。免疫グロブリン製剤は、献血された血液から免役に関わるタンパク質であるグロブリンを抽出し、ウイルスなどの病原体を不活化して製造します。当初は敗血症などの重症感染症の治療に使われていましたが、現在では川崎病のほかギラン・バレー症候群、特発性血小板減少性紫斑病、皮膚筋炎などの自己免疫性疾患に主に用いられています。

免疫グロブリン療法は異常になった免疫を是正する働きがあると考えられますが、詳しいメカニズムはわかっていません。自己抗体を中和する、マクロファージなどの免疫細胞表面の受容体をブロックする、補体やサイトカインの作用を抑えるなどの説が唱えられています。

川崎病に対する免疫グロブリン療法を開発したのは日本の古庄巻史先生（小倉記念病院、後に京都大学）です。重症の川崎病で血小板減少を認めた症例に、血小板減少性紫斑病という病気に有効な免疫グロブリン製剤を投与したところ、速やかに解熱したという経験が契機だったそうです。古庄先生は、当時の日本では困難であったランダム化比較試験を行い、その有効性を報告しています。川崎病の急性期治療の歴史を一変させた素晴らしい功績といえます。

その後、米国のボストン小児病院のジェーン・ニューバーガー先生は、多数例でランダム化比較試験を行い、免疫グロブリン療法（体重一キログラムあたり四〇〇ミリグラムを四日間）が冠動脈瘤の発生率を減少させることを一九八六年に発表しました。

この報告では、冠動脈瘤発生率は、アスピリン単独治療では二三パーセント（七八例中一八例）でしたが、免疫グロブリン療法とアスピリン併用治療では八パーセント（七五例中六例）と有意に低率であり、免疫グロブリン療法がエビデンス（医学的な証拠）として確立しました。

さらにニューバーガー先生は、四〜五日間に分割投与されていた免疫グロブリン療法を一日で一括投与するというランダム化比較試験を行います。一九九一年に発表された歴史的な論文によれば、冠動脈瘤発生率は、分割投与（体重一キログラムあたり四〇〇ミリグラムを四日間）では九パーセント（二六三例中二四例）で、一括投与の五パーセント（二六〇例中一二例）に比べ有意に高率でした。この結果を受け、免疫グロブリン療法は一括投与に変わっていきます。日本では、東邦大学の佐地勉先生のご尽力により、二〇〇三年に一括投与が保険承認されました。

現在の日本のガイドラインでは、川崎病と診断できれば、なるべく早期に免疫グロブリン療法（体重一キログラムあたり二グラムを一二〜二四時間で点滴静注）とアスピリン併用による標準治療を開始します。免疫グロブリンが高額の血液製剤であるという観点から、かつては日本大学の原田研介先生が開発した原田のスコアで投与の適応を決めていました。

現代では、ほとんどの川崎病に免疫グロブリンが用いられていますが、軽症例での適応の判断に原田のスコアは依然として有用と思います。また、免疫グロブリンの投与を発熱五日目まで待機する、体重一キログラムあたり一グラムと少量で開始し経過によって追加するという施設もあります。

免疫グロブリン療法に反応すれば、速やかに解熱します。眼や唇の発赤や身体の発疹も改善し、機嫌も良くなってきます。数日間、発熱がないようであれば、アスピリンを少量に減らします。なお、川崎病の診断時にすでに解熱していればアスピリンのみの治療で構いませんが、発熱が再燃したり微熱が持続したりする例（くすぶり型と呼びます）では免疫グロブリン療法を考慮します。

免疫グロブリン療法が終了して二四時間以降も発熱が持続するか、いったん解熱しても再燃する場合があります。このような免疫グロブリン不応例（抵抗例）が一五〜二〇パーセント存在し、冠動脈瘤の主な原因となっています。日本のガイドラインでは、不応例の予測スコア（表1）が陽性であれば、免疫グロブリン療法に加えてステロイド（プレドニゾロンまたはステロイドパルス）の併用を考慮してもよいとされています。この併用療法によって不応例も冠動脈瘤も減少することが期待されます。

免疫グロブリン療法不応例に対する追加治療

免疫グロブリン療法不応例には、種々の追加治療を行いますが（図13）、科学的に確実な治療法は確立していません。免疫グロブリン再投与をはじめ、ステロイド、ウリナスタチン、インフリキシマブ、シクロスポリンA、血漿交換などが行われ、その順番や組み合わせには施設間の相違があります。いずれの治療法であっても、前述のように、冠動脈瘤をなるべく抑制するためには発熱一〇日未満の解熱をめざすべきです。

①免疫グロブリン再投与

最も一般的な治療法で、体重一キログラムあたり一〜二グラムを初回治療と同様の方法で再投与します。

②ステロイド

広範な炎症の抑制作用を目的として、プレドニゾロンを通常量開始し漸減するか、メチルプレドニゾロンをパルスで投与します。後者ではプレドニゾロンの後療法を行う場合もあります。

③免疫抑制薬

リンパ球のT細胞の活性化を抑制するため、シクロスポリンAを経口または点滴静注します。シクロスポリンAは、最近、免疫グロブリン不応予測例に対する初期併用療法の有効性がランダム化比較試験で証明されました。今後、保険適応も取得するでしょうし、使用例も増えることが予想されます。メトトレキセートの有用性に関する報告もあります。

④抗サイトカイン療法

サイトカインの中でも重要な役割を果たす腫瘍壊死因子（ＴＮＦ）-αを標的として、キメラ型モノクローナル抗体のインフリキシマブを点滴静注します。二〇一七年に保険適応を取得した後、使用例が増えています。可溶性ＴＮＦ-α受容体のエタネルセプトやインターロイキン-6受容体モノクローナル抗体のトシリズマブも注目されています。

⑤好中球エラスターゼ阻害薬

好中球からのエラスターゼなどの酵素の放出を抑制するため、ウリナスタチンを点滴静注します。ウリナスタチンは保険外の治療です。シベレスタットという薬剤を用いている施設もあります。

⑥血漿交換

血漿と呼ばれる血液の水分を交換することにより、サイトカインなどの病的物質を除去する治療法です。一般的な病院では難しく、子どもの集中治療が可能な施設で行われます。強力な治療ですが、身体に与える負担もあり、前記の薬剤の不応例に対する第三の選択肢に位置づけられます。

ステロイド療法について

川崎病に対するステロイド療法は、冠動脈瘤を減らし有効とする評価と、増やすので禁忌（行うべきではない）とする批判があり、日本では今でも論争が続いています。川崎病を日常的に診療している病院ではステロイド療法が広まっていますし、世界的にもステロイドを禁忌とする風潮はありません。しかし、専門的な学会では賛否半ばでいまだ拮抗している印象です。

①ステロイド療法禁忌説の始まり

免疫グロブリン療法が導入前の一九七〇年代では、アスピリンとステロイドが治療の中心でした。加藤裕久先生は、後向きの施設間比較により、アスピリン療法がステロイド療法に比べ、冠動脈瘤を減少させると報告しました。この論文が、その後のステロイド禁忌説の原点になり、ステロイドが冠動脈瘤を悪化させるメカニズムとして炎症の治癒機転を障害するという説が述べられています。その後、東京女子医科大学の浅井利夫先生のランダム化比較試験により、アスピリン療法の優位性が示されました。

さらに、死亡例ではステロイド療法が多く用いられているという後向き研究もあり、川崎病では禁忌という説が有力になりました。この間も群馬大学や昭和大学のグループではステロイド療法が続けられていましたが、当時は使わない施設が主流でした。

ステロイド療法が冠動脈瘤を悪化させるという報告は、すべて川崎病全国調査など後向き研究によるものです。後向き研究では、原因と結果に影響を与える第三の因子（交絡因子）を解析することが困難です。交絡因子である重症例ではステロイドなどの補完的治療が行われやすくなりますので、より冠動脈瘤の発生率が高まります。このため後向き研究では、ステロイド療法を行った症例で冠動脈瘤発生率が高くなってしまいます。

しかし、だからといって川崎病にステロイド療法を行ってはならない、と主張することは臨床研究の初歩的な誤りです。重症例には強い治療が行われますが、その治療によって重症例が増えるという理論は因果の逆転と呼ばれる現象です。たとえば、火事による焼死者が多いほど消防士は多数出動し、犯罪の多い地域ほど交番の数は多くなりますが、火事を減らすために消防士を減らし、犯罪を減らすために交番を減らすべきと主張するようなものです。

②ステロイド療法の見直し

ステロイド療法は日本で開発されたものですが、一九九〇年代に免疫グロブリン不応例に対するステロイドパルス（大量）療法として米国で再評価されました。

その後、日本に逆輸入され、ステロイドパルス療法は免疫グロブリン療法追加と同等で安価であるというランダム化比較試験がいくつか報告されました。ただし、同等性を証明する試験（非劣性試験）としては、症例数が不十分でエビデンスとしてはレベルが高くありません。

前述のボストン小児病院のニューバーガー先生は、二〇〇七年、川崎病全例に対する免疫グロブリンとステロイドパルスの併用療法の二重盲検ランダム化比較試験を発表しました。冠動脈瘤発生率は、ステロイドパルス群では一六パーセント（九五例中一五例）で、偽薬群の一九パーセント（九五例中一八例）に比べ減少傾向にあるものの統計学的な有意差はありませんでした。しかし、免疫グロブリン不応例に対する後付け解析では、ステロイドパルス群では〇パーセント（一一例中〇例）で、偽薬群の六〇パーセント（一五例中九例）より低率であり、重症例ではステロイドの効果がある可能性が示唆されました。

③日本のレイズスタディーの成果と追試

日本では、群馬大学（現在の所属は国立成育医療研究センター）の小林徹先生が、東邦大学の佐地勉先生（図15）の主導の下で行った「重症川崎病患者に対する免疫グロブリンと免疫グロブリン・プレドニゾロン初期併用投与のランダム化比較試験（レイズスタディー

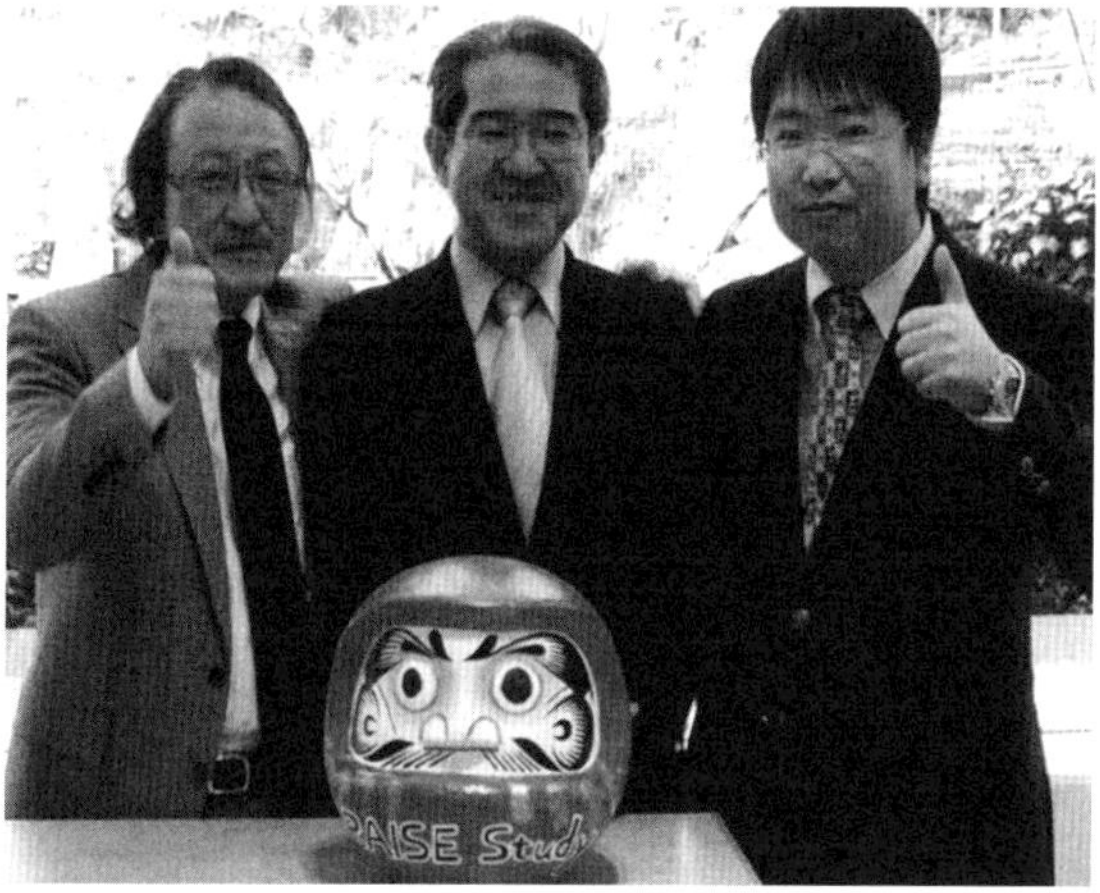

図15　佐地先生と小林先生の写真

日本川崎病学会・学術集会（2012年）でのレイズスタディーの報告時の写真
中央が著者、右手が佐地先生、左手が小林先生

RAISE Study）」が、世界に発信できた日本発の初めてのエビデンスでした。この画期的な成果は、世界的に有名なランセット誌に二〇一二年に掲載されました（表2）。

レイズスタディーでは、小林スコアに基づき免疫グロブリン療法不応が予測される患者さんを、標準的な免疫グロブリン療法単独群と免疫グロブリンにプレドニゾロンという代表的なステロイドホルモンを併用する群に割り付けました。プレドニゾロンは静脈注射で開始し、炎症反応の指標であるＣＲＰ値が陰性化してから五日間ずつ徐々に減らしました。

追加治療を要した不応例は、免疫グロブリン・プレドニゾロン併用群では、一

表２　レイズスタディーとポストレイズスタディー

	レイズ（RAISE）スタディー	ポストレイズ（Post RAISE）スタディー
研究デザイン	ランダム化比較	前向きコホート
診断時冠動脈拡大・瘤例	含まない	含む
心エコー診断	中央で盲検化	なし
免疫グロブリン・プレドニゾロン併用療法と免疫グロブリン療法単独の成績の比較		
追加治療必要例	16/121 例（13%）対 48/121 例（40%），p < 0.0001	132/724 例（18%）対 59/147 例（40%），p < 0.0001
１か月時の冠動脈瘤例（実測値）	4/120 例（3%）対 15/120 例（13%），p = 0.01	26/677 例（4%）対 6/132 例（5%），p = 0.70
１か月時の冠動脈瘤例（Z スコア）	21/121 例（17%）対 47/121 例（39%），p < 0.0001	40/676 例（6%）対 10/132 例（8%），p = 0.47

Kobayashi T, et al.： Lancet 379: 1613-1620, 2012
Miyata K, et al.：Lancet Child Adolesc Health. 2: 855-862, 2018
Burns JC, et al.：Lancet Child Adolesc Health. 2: 840-841, 2018　より作成

三パーセント（一二一例中一六例）で、免疫グロブリン単独群の四〇パーセント（一二一例中四八例）に比べ有意に低い値でした。冠動脈瘤の合併率は、試験期間中では免疫グロブリン・プレドニゾロン併用群が三パーセント、免疫グロブリン単独群が二三パーセント、治療開始から四週後の時点で前者が三パーセント、後者が一三パーセントと、いずれもプレドニゾロン併用群が有意に低い値でした。

本研究は、免疫グロブリン療法の効果が悪いことが予想される比較的重症の川崎病の患者さんは、ステロイドを併用することで効果が良くな

り、冠動脈瘤の合併率も減少することを意味します。レイズスタディーは、ステロイドの是非論に決着をつけただけでなく、大学の医局の壁を打破し全国七四施設が協力して行ったという意味でもエポックメーキングな研究でした。

レイズスタディーは理想的な環境で行った臨床試験ですので、実際の臨床の現場で有用か否かを検証する必要があります。そこで、都立小児総合医療センターの宮田功一先生、慶應義塾大学の山岸敬幸先生、都立墨東病院の三澤正弘先生らと一緒に、ポストレイズ（Post RAISE）という前向きコホート研究を行いました。三四施設の協力をいただき、研究成果は二〇一八年にランセットの小児関連の姉妹誌に掲載されました（表2）。

不全型を含む二六二八例の川崎病の患者さんのうち、小林スコア陽性（免疫グロブリン療法不応が予測される例）で、免疫グロブリン・プレドニゾロン併用療法を行った方は七二四例いました。この群の免疫グロブリン不応例は一八パーセント、発症一か月時の冠動脈瘤は四パーセントとレイズスタディーとほぼ同様の成績でした。

小林スコア陽性で免疫グロブリン単独で治療を行った一四七例の患者さんでは、免疫グロブリン不応例は四〇パーセントとプレドニゾロン併用例に比べ有意に高値でしたが、冠動脈瘤は五パーセントと同等でした。この成績は、免疫グロブリン単独で治療したとしても、種々の追加治療によって冠動脈瘤の発生率が抑制できることを示します。

免疫グロブリン・プレドニゾロン併用による初回療法を行ったにもかかわらず、冠動脈瘤を生じた方は、追加治療を必要とした不応例、治療前の冠動脈拡大、乳児（一歳未満）といった特徴があることもわかりました。現在、免疫グロブリン・プレドニゾロン併用不応予測例を抽出し、より強化する治療法を検討しています。

免疫グロブリン・プレドニゾロン併用が効いた反応例であっても、三パーセントに冠動脈瘤を認めました。ステロイドによる炎症の抑制が不十分なくすぶり例と考えられます。もともと重症例と想定される患者さんですので、仮に解熱したようにみえても、熱型を含む主要症状、血液検査（とくにCRP値）、心エコーの冠動脈所見を注意深くフォローする必要があります。

本研究は、レイズスタディーの有効性・安全性を証明しただけでなく、医療経済効果も示しました。安価なステロイドの導入によって高価な免疫グロブリンの追加投与を減らせることは、世界的にも重要です。日本に限っても、診断群分類別包括評価（DPC）の制度で、医療費を削減することができます。

前述のようにステロイドには長く悪いイメージがありましたので、いまだ使用しないという施設があります。他の選択肢も種々開発されてきましたので、慣れた治療法を使えばかまわないと考えます。担当医を信じて方針に従ってください。

回復期の経過と治療

退院後は、発症後一か月後と二か月後には外来に受診します。一か月前にも様子をみるために受診したり、三か月後にみたりしている施設もあると思います。とくに重症例や冠動脈瘤を残した例では、頻回に通院するべきです。

退院後も高熱が出る、微熱が続く、目や唇が赤くなるなどの症状がみられた場合は、再燃の恐れがありますので、早く受診したほうがいいでしょう。

回復期の症状は、前述したように、指先の皮剥け（膜様落屑）、爪の横溝、新たな発疹、関節炎などです。軽度の症状であれば、発症二〜三か月以内に改善します。まれですが高度の肝機能障害が、回復期に出現することもあります。

冠動脈瘤がない例、拡大を認めても発症一か月後に正常化している例（一過性拡大）の長期経過は良好と考えられています。発症二〜三か月後も心エコー所見が正常であれば、アスピリンを中止してもかまいません。その後の通院の予定は次章で述べます。

冠動脈瘤が残存した例では、血栓を防止するためアスピリンの内服を続けます。瘤の重症度によっては、他の抗血小板薬や抗凝固薬のワルファリンを併用します。このような症例の管理法や治療法の詳細も次章で述べます。

川崎病の心血管病変

川崎が初めての患者に出会って九年後、論文を発表して三年後の一九七〇年、急性熱性皮膚粘膜リンパ節症候群、いわゆる川崎病の全国調査が初めて行われ、恐ろしい合併症が明らかになった。

全国から約一三〇〇例のデータが集まった中で、突然死が一〇例も報告されたのである。川崎は、この病気は軽快して問題を起こさない、医学的に「予後の良い」ものと思っていたので、非常な衝撃を受けた。

何とか死因を解明したいと考え、その年の一一月、日本小児科学会が始まる前日に、死亡例を経験した八名の担当医を集めて緊急会議を催した。学会は、自分で発表をしたり、座長を務めたり、演題を聴いたりするために全国から医師が集まるので、このような会議を開くには都合が良かったのである。

初対面の医師の集まりのためか、子どもの死亡例という議題のためか、会議室の雰囲気は重苦しかった。川崎の司会で、それぞれの症例について説明と質疑が始まった。

「この七か月児の症例は、どういう症状だったのでしょうか」

質問に答えた医師は、用意した書類を見つめながら幾分震えるような声で答えた。

「高熱が続いて一週間で入院しまして、顔つきは眼球充血も口唇発赤も発疹も、送っていただいた写真にそっくりでした」

「治療と経過はどうだったのでしょう」

と、川崎は思わず体を前のめりにして質問を重ねた。

抗生物質が無効であった経過や回復期の指先の皮剥け（落屑）など、まさに川崎病に当てはまっていた。発症から二週間で軽快したものの、約四週間後の退院直前に啼泣した際、突然心停止した症例であった。

「病理解剖はされましたか」

「させていただきました」

担当医は汗をハンカチで拭いながら答えた。川崎は温くなったお茶で唇を湿らせ、

「どういう所見でしたでしょうか」

と問うた。

「予想外の所見でしたが」

担当医は目を伏せながらも、しっかりとした口調で答えた。

「冠動脈の大きな瘤が血栓で閉塞し、心筋梗塞を起こしていました」

川崎をはじめ会議の出席者は何も言葉を発しなかった。乳児に心筋梗塞が発生することは、到底信じられないことであった。

他の症例も含め経過を確認すると、間違いなく川崎病であり、主に二歳以下の乳幼児が発症二か月以内に突然死していたことが判明した。驚くべきことに、病理解剖を行った四例の所見では、いずれも心臓の冠動脈に大きな瘤があり、血栓で塞がっていたのである。

原因不明の子どもの発熱性疾患であるが、自然に良くなると思われていた病気が、突然死する恐れがあるというのだから、まさに青天の霹靂である。

川崎病の新規性だけでなく、重大性がクローズアップされた大きな転換点であった。


川崎病の全国調査を始める契機を作ってくれたのも、部長の神前であった。

彼の勧めもあって、一九六九年に厚生省の研究費を申請したが不採用に終わった。こんな屈辱はもう味わいたくないと嫌がる川崎であったが、一九七〇年にも再度申請するように命じられたのである。

ただ書類を出すだけでは今回も駄目だと思った川崎は、厚生省に直談判に出かけることにした。メールなどでアポイントメントをとってから面談する今日からすれば非常識なやり方にみえるかもしれないが、当時は不躾に訪問することも許容されていた。

朝の八時半から省内で待ち伏せ、一時間経ってようやく出勤した参事官をつかまえることができた。運よく部屋に招き入れられ、その場で研究費申請の話を聞いてもらえることになった。

名刺を読むと、参事官は加倉井駿一という名前であった。

川崎は、持参した分厚い資料を鞄から取り出し、新しい病気の存在を門外漢の事務方に認めさせねばならないと、思わず熱弁になった。

加倉井は、若い医師に対する偉ぶった姿勢もみせず、時折メモをとりながら説明を聞いてくれ、川崎の話が終わるやいなや、

「疫学調査をされましたか」

とたずねた。

そもそも疫学調査とはどのようなものかもわからず、かぶりを振ると、国立公衆衛生院の重松逸造部長に相談するように助言があった。

日赤病院に戻り神前に成り行きを報告すると、急いで重松に電話をかけて面談の約束を取りつけてくれた。これまた運よくその日の夕方に重松に会うことができ、再び例の病気を説明した。

「なかなか面白そうですな」

と重松が好意的な相槌を打つので、川崎は脈がありそうだと期待したのだが、

「しかし、研究費はほとんど使ってしまって、今から申請しても無理ですな」

と残念そうに言われてしまった。

万策尽きてがっくりと肩を落とした川崎の目の前で、卓上の黒い電話のベルが鳴った。重松は受話器を取って短い会話を終えると、

「加倉井君がよろしくと声をかけてきたんだ。ということは、研究費を出す腹積もりがあるに違いない」

と笑顔を浮かべた。

重松の親切な指南を受け、厚生省への研究費の申請書は何度も書き直して、素晴らしいものに仕上がった。そして、一九七〇年度の医療研究助成補助金として、当時の最高額の二〇〇万円を獲得することができ、全国調査の研究班が結成された。

名称は「急性熱性皮膚粘膜リンパ節症候群（ＭＣＬＳ）に関する研究班」になった。神前を班長とし、川崎と重松のほか、盟友というべき山本と草川、日本医科大学の木村善民、岩手医科大学の若生宏、都立衛生研究所の根津尚光の八名のメンバーで構成された。

こうして、川崎病全国調査の第一回が実施されることになった。重松の助言もあり、カ

ラー写真をつけた診断の手引きを作成し、同様の患者をいつ頃から何人くらい診て、どういう診断をつけたか、全国一四五八の病院にアンケートを送った。

この調査は、約半世紀に渡り、自治医科大学公衆衛生学教室を中心に今も二年に一回行われていて、貴重な疫学資料となっている。

一九七一年に第二回全国調査を行うと、合計一六三一例の報告があり、死亡例は二一例（一・三パーセント）に達した。

川崎たちは急いで診断の手引きの記述を、「本症の致命率は約一・五パーセントで、主な剖検所見では冠動脈の血栓性閉塞を伴った血管炎である」と改めた。また、山本の助言もあり、川崎病と突然死に関する論文を日本小児科学会雑誌に掲載した。

突然死の問題について、川崎には苦い思い出があった。

六年前の一九六五年、典型的な川崎病の症状を示していた四か月の乳児が、入院二一日目に急に大声を上げて泣き出した後、突然死したのである。

解剖した病理医の田中昇中央検査部長は、冠動脈瘤と心筋梗塞が死因であり、乳児結節性動脈周囲炎という診断を下した。以前にも同様の患者がいたという指摘を受け、カルテを調べると、看護師の記録に川崎病の症状が記されていた。

「この二人はきみの言う、例の病気ではないのか」

議論の中で、田中は、川崎病が乳児結節性動脈周囲炎に類似し、心筋梗塞から突然死する可能性を主張した。

しかし、約五〇例の患者が、一〇日や二週間の経過で元気に退院している姿を見ていた川崎には、にわかには信じられなかった。

「そんなはずはありません。この病気は予後が良くて、みな後遺症なく治っています」

川崎は、この二例はまったく別の病気と考え、「乳児結節性動脈周囲炎の二剖検例とその臨床的特徴」というタイトルで一九七〇年に論文を掲載した。論文の内容をめぐっても論争は続いた。

川崎病も乳児結節性動脈周囲炎も、免疫異常の関係したカテゴリーに入る病気で共通する面があると田中は述べたのだが、川崎は認めなかった。

しかし、全国調査で突然死の症例が報告され、さらに解剖例の分析により川崎病が冠動脈をはじめとする中型の血管炎であることが判明した。

田中の厳しい批判を拝聴しながら、この二例をもっと謙虚に受け止めておけば違う展開があったかもしれない、と川崎は悔やんだ。

川崎病の生存例の冠動脈瘤は、川崎の依頼を受けた草川が、一九六八年に東京女子医大第二病院で血管造影を行って初めて証明した。心筋梗塞を起こしたが救命しえた五歳の男児例であった。

多数例の心臓カテーテル検査と血管造影を行い、川崎病の心臓合併症を明らかにしたのは、久留米大学小児科の加藤裕久である。加藤は、標準的な免疫グロブリン療法を行う前は約二〇パーセントに冠動脈瘤が生じること、そのうち約半数は二年以内に正常化（退縮）することを一九七五年に英文論文で報告した。

今では周知のことであるが、当時は画期的な発見であった。

以後、多くの小児循環器科医が、冠動脈瘤を含む川崎病の心臓合併症の診療に挑んできた。川崎は、このような医師たちと協力しながら、世界への情報の普及に努めていったのである。

第五章　心血管病変の診療と遠隔期の管理

本章では、おおむね発症後三か月以降の慢性期と成人期も含む遠隔期における川崎病の管理について、心血管病変を中心に記載します。

乳幼児の患者さんの親御さんは将来の問題、学童の患者さんの親御さんは学校での問題、大人の患者さんは現在の生活の問題として読んでください。一般の方にも、川崎病は生涯に影響を及ぼす疾患であることを理解していただきたいと思います。

1　冠動脈瘤の病理と経過

冠動脈瘤の病理

川崎病は冠動脈をはじめとする中型動脈の血管炎が特徴とされていますが、大動脈から

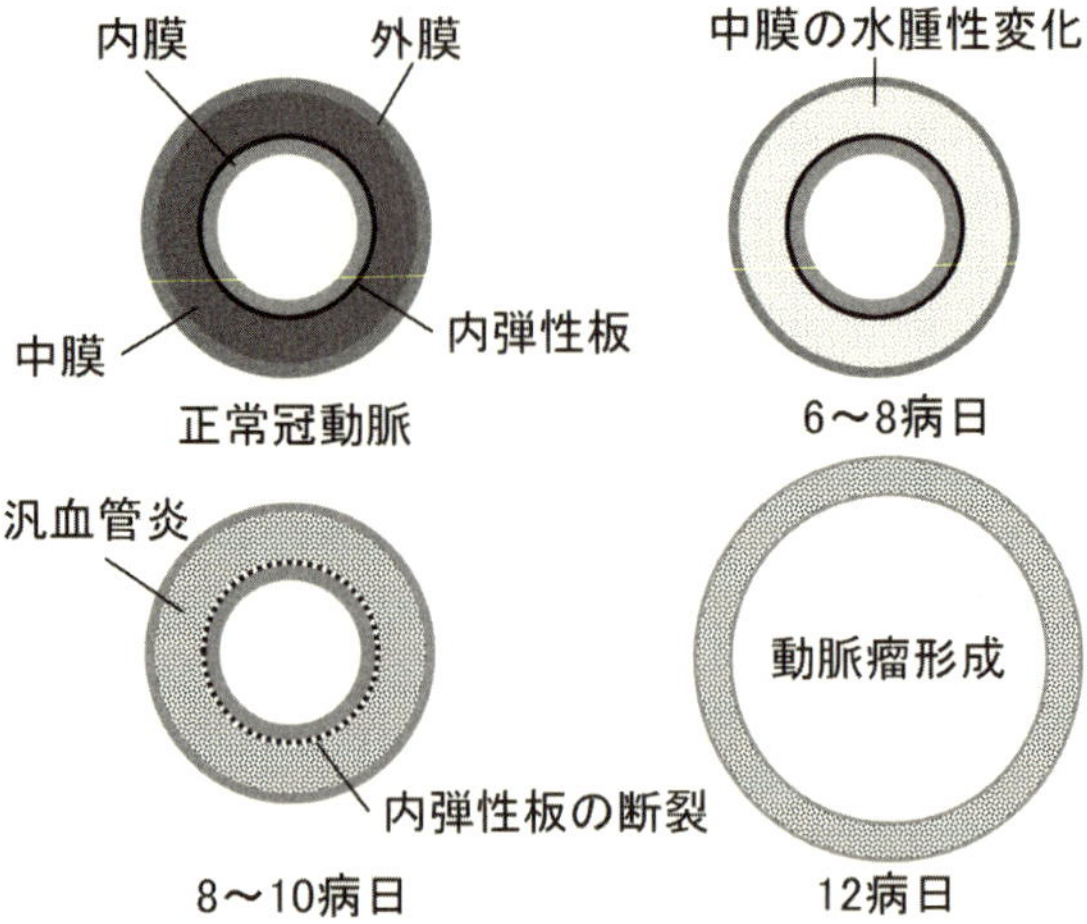

図 16　冠動脈瘤の病理的変化

小動脈まで広範に炎症が生じます。冠動脈では、六〜八病日に中膜の水腫様変性、八〜一〇病日に汎血管炎と内弾性板の断裂が生じ、一二病日頃から冠動脈瘤が出現します（図16）。このため、一〇病日未満に炎症を終息させることが急性期治療の目標です。現代では極めてまれですが、冠動脈瘤の拡大を止めきれない場合に破裂して突然死することもあります。

冠動脈瘤内では、血が滞り固まって血栓を作りやすくなります。その結果、心筋に届く血流が不足すれば狭心症、詰まって閉塞すれば心筋梗塞を起こします。このような状態を虚血性心疾患と称します。心筋梗塞は、中年期以降の大人に動脈硬化から起きるのが普通ですが、子どもでも川崎病では起きることがあり、急激に広範囲に生じると死に至ります。一方、冠動脈の閉塞がゆっくり進むと、血流が再度通過したり、新しい血管が周りにできたりします。

長期的には、冠動脈の平滑筋の増殖、瘤内の血栓、さらに石灰化が加わり、内腔の狭窄が起きることがあります。狭窄は瘤の前後の血管に認めやすく、高度になれば心筋の血流が不足し狭心症の原因になります。

冠動脈瘤は、経過とともに小さくなって一見して正常化することも少なくありません。このような現象は退縮と呼ばれ、川崎病に特徴的な所見です。瘤は消失しているわけではなく、血管平滑筋細胞の増殖により血管壁の内膜が肥厚して内腔が細くなることが知られています。瘤が小さいほど退縮しやすく虚血性心疾患のリスクは低くなり、大きいほど虚血性心疾患のリスクが高まります。

血管炎は冠動脈が主体ですが、大動脈と分枝にも及び、まれに脇の下、腹部、頭部などに瘤を認める例もあります。また、血管以外の臓器にも免疫細胞が浸潤しますので、肝臓、胆のう、すい臓、胃腸、腎臓、肺、関節、さらには脳にも炎症を生じることがあります。死亡例の剖検により、このような病理学的変化も調べられています。

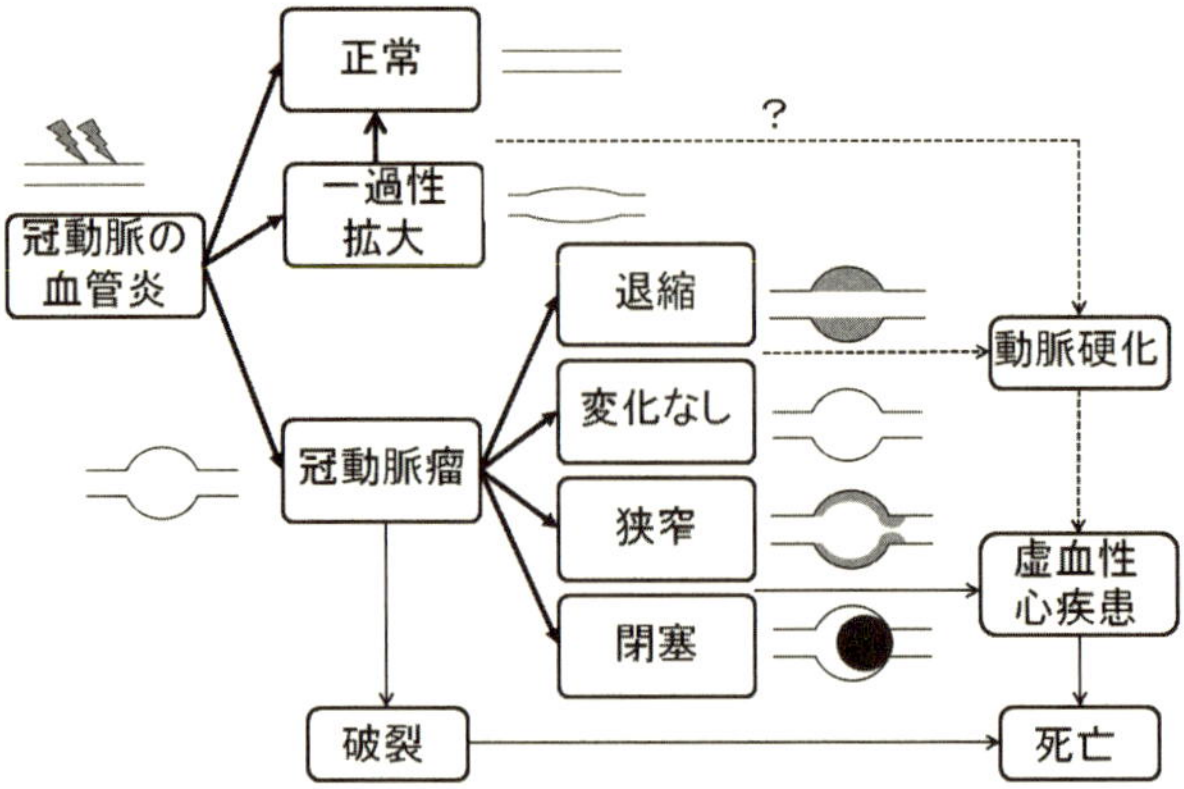

図17　冠動脈瘤の経過

三浦　大：小児内科　46（増刊号）：445-449、2014　より改変

冠動脈瘤の経過

冠動脈瘤はそのままのこともありますし、退縮したり、狭窄したり、閉塞したりします（図3、図17）。その経過にもっとも影響を及ぼすのは瘤の内径ですが、年齢、性別、瘤の形態や数、急性期治療、慢性期治療なども関与し、個別に注意深く観察する必要があります。

退縮の長期的な経過は良好と考えられます。しかし、真の正常化ではないので、大きめの中等瘤や巨大瘤（おおむね内径六ミリ以上）では退縮後も狭窄をきたすリスクがあり、油断はできません。

冠動脈瘤では、血流のうっ滞、ずり応力（血管壁に与える横方向の力）の減弱、炎症の作用などにより、血栓ができやすくなります。

血管が石灰化することも川崎病の特徴で、内膜の肥厚と相まって狭窄を生じます。

冠動脈狭窄は、瘤の前後に生じることが多く、五〇パーセント超の狭窄は有意なものと考えられます。冠動脈閉塞は、急激に進めば心筋梗塞を呈しますが、ゆっくり進めば側副血行路（新しくできた血管）や再疎通（細い血管の再開通）により血流が補完され、無症状であることも少なくありません。このような血流の補完も、回復能力の高い子どもの川崎病に特徴的です。

狭心症や心筋梗塞では、運動や生活を制限し、多くは心臓カテーテル治療あるいは心臓外科手術を要します。内服薬をしっかり服用し、適切な治療法の必要性や実施時期について担当医によく相談してください。

冠動脈瘤の有無と程度

川崎病の主な合併症である冠動脈瘤の有無と重症度の分類によって、通院のスケジュール、治療や検査の計画、学校での運動、青年期の注意、生涯の影響などは異なります。発症して一か月以降、通常は退院後の外来における心エコー検査の冠動脈所見が重要になります。

従来は、冠動脈瘤の重症度を内径（心エコーや冠動脈造影検査における血管壁の内側の直

表３　冠動脈瘤の重症度分類

分類	実測値	Z スコア
正常	3mm 未満	2.5 未満
拡大・小瘤	4mm 未満	2.5 以上 5 未満
中等瘤	4mm 以上、8mm 未満	5 以上 10 未満
巨大瘤	8mm 未満	10 以上

・日本のガイドラインでは実測値によるが、改訂版ではＺスコアも採用予定である。
・5 歳以上では正常は 4 mm 未満で、周辺冠動脈内径との比較も参考に分類する。
・中等瘤でも、6 mm 以上は狭窄や閉塞のリスクが高い。
・米国のガイドラインはＺスコアにより、正常２未満, 拡大２～2.5 と区分されている。
・本分類を遠隔期（特に成人）に用いることの妥当性は明らかでない。

径）で評価することが一般的でした。正常値は、五歳未満では内径三ミリ未満、五歳以上では四ミリ未満とされてきました。正常値を上回り、単に内径が太くなったものを拡大、周囲の径より膨らんだものを瘤《こぶ》と呼び、合併症も併せて冠動脈病変、冠動脈異常、冠動脈後遺症などとも表現されます。

瘤の形態は、球状、紡錘状、管状（ソーセージ状）に分類され、球状の経過（予後）は不良といわれています。瘤の数や分布も経過に関与し、一つの枝では数が多いほど、複数の枝に広がるほど、予後が悪いと考えられます。

冠動脈瘤の重症度は（表3）、日本のガイドラインでは内径の実測値に基づき、小瘤（拡大と同義）は内径四ミリ以下、中等瘤は四ミリ超～八ミリ未満、巨大瘤は八ミリ以上と分類され、中等瘤でも六ミリ以上は巨大瘤に準じた観察が推奨されています。実測値は心エコー検査をすればすぐにわかり、川崎病の好発年齢がほぼ決まっていることから一番重要な指標となります。

しかし、川崎病は早期乳児や年長児にも発症しますし、子どもは成長しますので体格の要素も考慮しないといけません。五歳未満と五歳以上で分けるのは、大雑把にすぎるという反省もありました。そこで、近年、前述のZスコアも加味して分類されるようになってきました。米国のガイドラインでは、Zスコアの二以上を拡大、二・五以上を小瘤、五以上一〇未満かつ実測値八ミリ未満を中等瘤、一〇以上または実測値八ミリ以上を巨大瘤としています。

改訂中の日本のガイドラインでも、Zスコアが取り入れられる予定です。なお、従来の日本のガイドラインでも、この問題は意識されていて、五歳以上の年長児では、小瘤を周辺冠動脈内径の一・五倍未満、中等瘤を一・五倍以上〜四倍以下、巨大瘤を四倍超と分類されています。面倒な計算は要らない簡便な指標であり、一種の体格による補正として評価できます。

2　遠隔期の管理

冠動脈正常、一過性拡大

冠動脈にまったく異常を認めないか、一時的に拡大したとしても発病三〇日以内に正常化する例です。最近では、冠動脈瘤合併例が減少しているため、ほとんどの例がこの群に含まれます。

日本のガイドラインによれば、発症後一、二、六か月、一年および五年の時点で心電図や心エコーを行い、発症五年後で負荷心電図などを行い経過中の問題がなければ、家族・本人とも協議し、通院を打ち切ってもかまわないとされています。

実際には、発症後一、二、六か月、一～五年は毎年診療している施設が多いと思います。患者数の多い当院では、発症一か月後と二か月後、一年後と五年後に診療しています。以前のように、本人が自覚できる高校生までフォローしている施設もあるかもしれません。

生活は普通で差し支えなく、過剰な心配は不要です。通院を終了した後も、本人が大人になった際に病歴を記憶していることが大切です。このためには紹介状や急性期カードによる文書での情報があった方がよいと思います。

運動は普通に行ってよく、運動制限は不要です（学校生活管理指導表のE可）。アスピリンを服用する急性期の二〜三か月間は出血傾向がありえますので、外傷に注意を要します。通院が中止になれば、学校生活管理指導表は管理不要となります。川崎病の生涯の経過が不明なこともあり、喫煙や肥満を避けるなど生活習慣病の予防にも配慮したほうがいいでしょう。

小瘤、拡大

冠動脈が正常径を上回る程度に拡大しますが、多くは二年以内に退縮します。このような例であれば、必ずしも専門施設に受診しなくてもよいと考えます。正常と中等瘤以上の中間型で、実際的な管理法は施設や担当医によって相違があるでしょう。

退縮を確認するまでは三か月ごと、以後、小学校入学時まで一年ごと、小学校一年と四年、中学校入学時、高校入学時まで、心エコーや可能であれば負荷心電図などを行います。心筋虚血所見がなければ、冠動脈造影検査は必須ではありません。退縮時までアスピリンを内服することが一般的です。

運動を制限する必要はなく、体育も運動部も自由に行わせてかまいません。ただし、アスピリンを服用している間は、出血しやすいので、怪我に注意する必要があります。

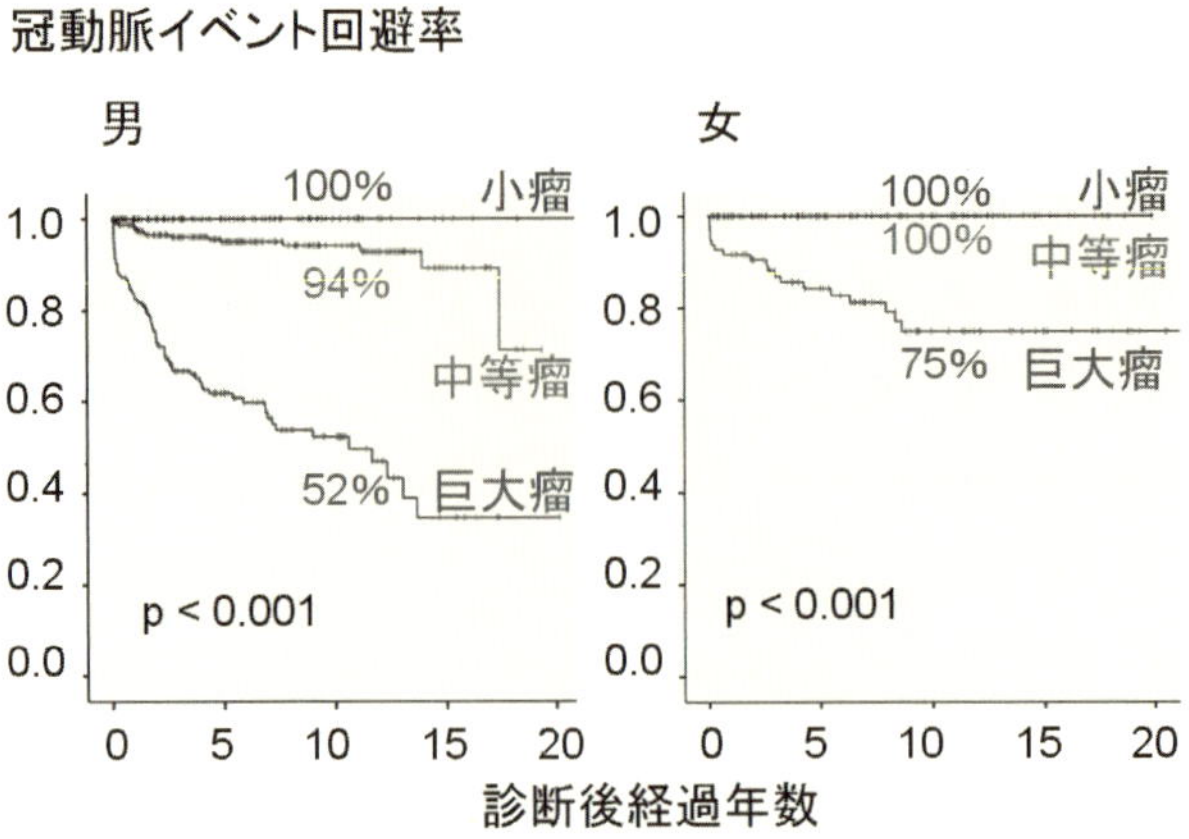

図 18　冠動脈瘤の重症度と性別による冠動脈イベントの経過
Miura M, et al.: JAMA Pediatr 172: e180030, 2018　より改変

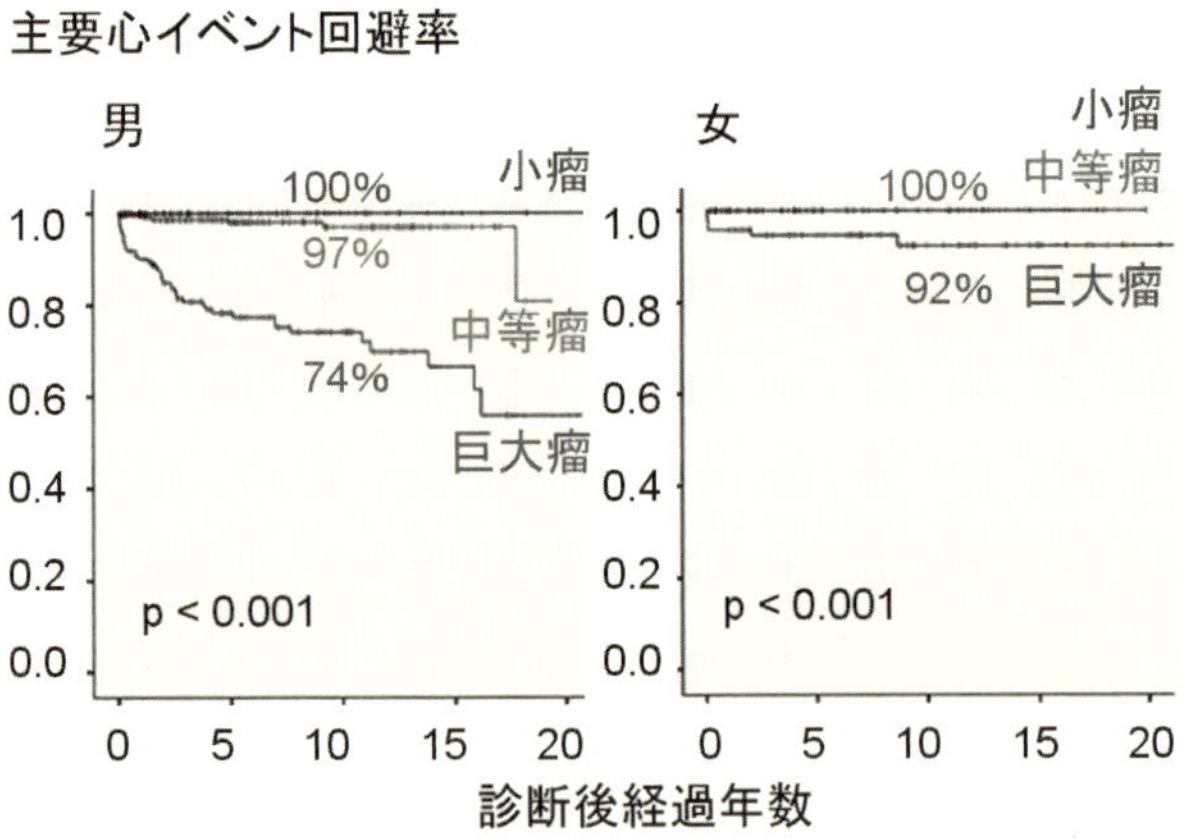

図 19　冠動脈瘤の重症度と性別による主要心イベントの経過
Miura M, et al.: JAMA Pediatr 172: e180030, 2018　より改変

日本全国の四四施設のご協力を得て、冠動脈瘤を有する川崎病患者の一〇〇六例に対して行った後向きの多施設共同研究（重症度はZスコアで分類）によれば（図18、図19）、急性期の心エコー検査による小瘤で、冠動脈イベント（血栓、狭窄、閉塞）や主要冠動脈イベント（さらに急性冠症候群、カテーテル治療、バイパス手術）を起こした方は一人もいませんでした。この成績は内径四ミリ未満でも同様でした。

中等瘤、巨大瘤

中等度以上の明らかな冠動脈瘤を形成した例では、退縮したとしても狭窄性病変への進展がありえます。とくに巨大瘤では、心筋梗塞の危険性もあり、小児循環器専門施設で管理するべきです。

三〜六か月ごとに定期的に受診し、投薬や検査を継続します。狭窄性病変の検出のため、後述の種々の検査も要します。アスピリン以外の抗血小板薬、巨大瘤ではワルファリンを適宜併用します。定期的な血液検査は、薬剤の調節や副作用チェックだけでなく、コレステロール、中性脂肪、血糖といった糖脂質代謝のコントロールも兼ねます。

巨大瘤合併例では、心筋梗塞の多く（八七パーセント）は川崎病の発症二年以内に生じます。したがって、この期間の抗凝固療法は、出血に気をつけながら厳重に行うべきと考えられます。

巨大瘤が残存した場合、ワルファリンの投与は最低五年間必要という報告もありますが、妥当な中止時期について一定の見解はありません。ワルファリンの投与では、心筋梗塞予防の限界、出血のリスク、頻回の採血、妊娠に禁忌といった問題もあります。長期的な必要性については、担当医と話し合って方針を決めてください（共有意思決定）。

生活面では、冠動脈瘤に動脈硬化性病変が加わるリスクが高いので、生活習慣病の予防対策も必要です。高血圧や糖尿病の管理、両親を含む禁煙の指導、コレステロール値を下げる食事指導、体重管理、運動の推奨などを行います。

狭窄性病変・心筋虚血がなければ、中等瘤では運動制限は不要です（学校生活管理指導表のE可）。巨大瘤では、原則として運動部は禁止で、体育の強い運動も禁止しますが（D禁）、発症一年以降で変化がなければ許可することもあります（E禁）。複数の抗血小板薬やワルファリンを服用している場合は、体を直接ぶつけ合うコンタクトスポーツ（ラグビー、アメリカンフットボール、レスリング、柔道、相撲など）は避けたほうが無難です。

狭窄性病変・心筋虚血があれば、中等度の運動（D）か軽い運動（C）まで制限が必要で、より重症であれば運動不可（B）、さらに登校不可（A）もありえます。心臓カテーテル治療や心臓バイパス手術が奏功すれば制限を緩めてもかまいませんが、運動時の胸痛など再発の徴候に注意します。

心筋梗塞の既往例では、心機能低下、不整脈による急変も考慮し、病態に応じて運動を制限します。突然死の可能性がある例では、家族の一次救命処置の受講を勧め、学校での自動体外式除細動器による管理を徹底します。

前述の共同研究（図18、図19）では、医学的な経過（予後）は、小瘤より中等瘤が、中等瘤より巨大瘤が（両者を比べると八・九倍）悪いという結果でした。この点は予想通りでしたが、男性が女性より悪いという点は予想外でした。一〇年後の冠動脈イベント回避率は、中等瘤では男性で九四パーセント（すなわち発症率六パーセント）、女性で一〇〇パーセント（〇パーセント）、巨大瘤では男性で五二パーセント（四八パーセント）、女性で七五パーセント（二五パーセント）でした。

この男女差は、内径の実測値に基づく冠動脈分類でも、同様に認められました。四ミリ以上六ミリ未満では、男性はイベントを少数ながら起こしましたが、女性は一人も起こしませんでした。六ミリ以上になると、男性がより高率ではあるものの、女性もイベントを起こしました。中等瘤でも六ミリ以上は予後が悪いということは、従来のデータとも合致します。

男性は女性より、川崎病になりやすいだけでなく、免疫グロブリン療法が効きにくく

（不応になりやすく）、冠動脈瘤も生じやすいことが知られています。本研究では、同じサイズの冠動脈瘤であっても、男性の予後が悪いことを明らかにしました。また、免疫グロブリン不応例も予後が不良でした。

現在、このデータを基に、名古屋大学の加藤太一先生が、退縮に関する二次解析を進めています。従来、冠動脈瘤の大きさに基づいて管理方針を決めてきましたが、今後は年齢や性差、急性期治療の種類や反応性も加味する必要があるかもしれません。

このような問題を明らかにするために、中等瘤・巨大瘤を合併した川崎病患者さんに対する多施設共同のレジストリ研究を行っています（KIDCARと呼んでいます）。ぜひご協力いただければ幸いです。

3　感染症と予防接種

心臓合併症と直接関係はありませんが、遠隔期の問題として重要な感染症と予防接種の問題について記述します。

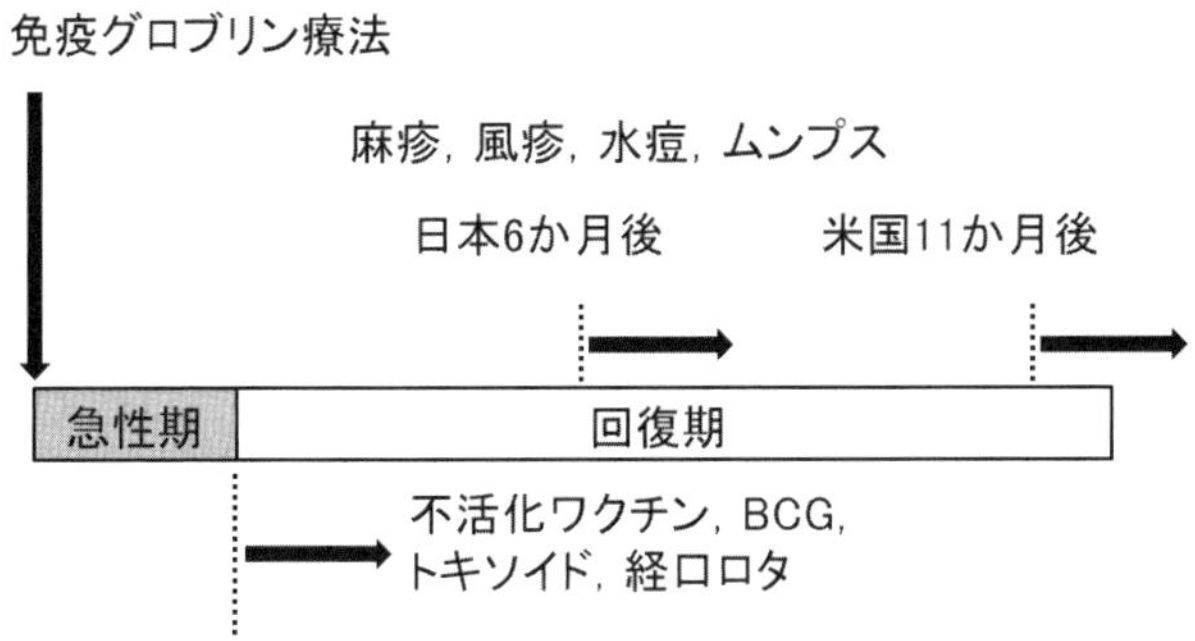

図 20　免疫グロブリン療法後の生ワクチン接種

アスピリンを一時中止するべき感染症

アスピリン内服中、インフルエンザや水痘に罹患した場合、まれですがライ脳症という重症の病気を合併するリスクがあるとされていますので、一時中止する方が無難です。アスピリンを中止しても血小板の細胞寿命の間は効果が持続しますので、冠動脈正常・拡大例では、他の抗血小板薬への変更の必要はないと思います。中等度以上の冠動脈瘤の場合、他の抗血小板薬かワルファリンを併用していれば、アスピリンを中止するだけでよいと考えます。アスピリン投与を続ける患者には、インフルエンザと水痘のワクチンを積極的に勧めるべきです。

免疫グロブリン療法後のワクチン接種

免疫グロブリン療法後に、含有する抗体の影響を受ける麻疹・風疹・水痘・ムンプス（おたふく風邪）の生ワクチンを接種する期間を、日本では六か月間、米国では（日本の添付文書でも周囲に流行がなければ）一一か月間待機することが推奨されています（図20）。

前者は川崎病患者の免疫グロブリンの静注後の麻疹抗体価の変化、後者は少量の免疫グロブリン筋注後の麻疹・風疹ワクチン接種のデータと免疫グロブリンの半減期（約一か月）に基づく理論値で、いずれも根拠が十分ではありません。

都立小児総合医療センターを中心とした共同研究では、臨床試験科の森川和彦先生が、免疫グロブリン療法後六か月での予防接種では、とくに水痘とムンプスのワクチンによる抗体価獲得が不十分であったことを報告しています。この理由として、第一に待機期間が短く製剤に含まれる抗体が影響する、第二に日本のワクチン自体の効果が不十分である、第三に川崎病の患者さんの免疫獲得能に問題があるといった可能性が考えられます。この解明のため、現在、発症後一一か月での接種が妥当であるか検討中です。オランダの研究でも、六か月は不十分で九か月あけるべきとされています。

水痘ワクチンの十分な抗体価の獲得が得られなかった患者さんも、二回目の接種によって上昇することがわかっています。そこで、麻疹・風疹・水痘ワクチンは二回接種を確実に行うことが大切です。また、周囲にこれらの疾患の流行があれば、感染防止のために待機せずに接種するべきです。このような際は、血液検査で抗体価の獲得を確かめたほうがいいでしょう。

免疫グロブリン療法の影響を受けない不活化ワクチン、経口ロタワクチン、ＢＣＧは待機する必要はありません。川崎病の急性期である発症二〜三か月後から接種すればよく、必要であればより早期の接種も可能です。

ワクチン接種後の川崎病の発症

麻疹・風疹・水痘・ムンプスワクチンの接種後二週間以内に免疫グロブリン療法を行った際は、十分な抗体価が得られない可能性があり、再接種が望ましいとされています。

ワクチン投与によって川崎病が誘発されたという報告もあります。自己免疫疾患の一種である血小板減少性紫斑病や急性散在性脳脊髄炎が、ワクチン接種と関連することは添付文書にも記載されています。川崎病の原因が特定の病原体の感染ではなく免疫反応によるのであれば、ワクチンが原因になることもありうるかもしれません。

しかし、ワクチン接種と川崎病との因果関係は科学的に証明されていません。仮に関係があるとしても非常にまれな事象ですし、ワクチンを接種せずに感染症になれば、重症化したり、もしかすると川崎病を誘発したりするリスクがあります。したがって、日本小児科学会が提言しているスケジュール通りの予防接種が推奨されます。希少な副反応を恐れて、ワクチンを接種しないことは医学的常識に反します。

4　心血管病変の一般検査

心エコー

冠動脈瘤の大きさの変化、瘤内の血栓の有無、心機能異常、弁の逆流などの確認のため、定期的に心エコー検査を行います（図11、図12）。心エコーは、リスクがなく外来でも繰り返し実施できるという利点がありますが、冠動脈狭窄の検出は困難です。

この問題の解決のため、ドブタミンという薬物を用いた負荷試験を行うと、心エコーでも心筋虚血が評価できると報告されています。その他、３Ｄエコー、ストレインエコー、コントラストエコーなど、新しい技術も応用されています。

心電図

心筋虚血を簡便に診断するためには心電図が重要で、不整脈がある場合は診断に必須の検査です。安静時に問題がなくても運動時に虚血を呈する場合がありますので、ときどき運動負荷心電図を行う方がいいでしょう。ただし、運動負荷心電図による虚血の検出力は不十分で、心筋シンチやＭＲＩも適宜併用するといいといわれています。

運動負荷には、ベルトコンベアの上を走るトレッドミル検査と自転車をこぐエルゴメータ検査があります。負荷は不十分になりますが、簡便に行う方法として、階段の昇降を繰り返すマスター２階段負荷試験があります。低年齢でも可能なジャンプ負荷という方法を用いている施設もあります。

二四時間記録するホルター心電図は、日常生活での心筋虚血や不整脈を捉えることができ、運動負荷が行えない乳幼児で異常が検出されることもあります。

胸部エックス線写真

心臓の検査ではよく撮影しますが、川崎病では必須ではないと考えます。重症例では、心筋梗塞に伴う心機能低下や弁膜障害により心陰影の拡大をきたすことがあります。大きな冠動脈瘤にともなう石灰化を描出するためには、正面像よりも側面像が有用です。

血液検査

冠動脈瘤が残存し内服薬を続けている場合は、副作用のチェックのために定期的な血液検査が必要です。とくにワルファリンを服用している際には、プロトロンビン時間を測定し、適切な投与量を決定します。また、年長児以降では、大人と同様にコレステロールなど脂質代謝、血糖値など糖尿病に関するデータもチェックするべきです。

5 冠動脈瘤を含む心血管病変の特殊検査

冠動脈は拍動している心臓の上にある直径数ミリの血管ですので、細い部分まで映す画像検査は高度な技術が必要です。従来から心臓カテーテル検査が行われてきましたが、技術の進歩により外来でも行えるCT検査やMRI検査ができるようになりました。

心筋の血流不足（虚血）は、安静時にははっきりしませんので、検出するためには、薬物や運動による負荷をかけ、運動したような状態にして、画像を評価する必要があります。その代表的な検査が負荷心筋シンチです。心エコーやMRIでも負荷検査が行われています。

このような画像検査の進歩は、成人領域で発展してきました。川崎病の患者さんでも、中学生以上であればほぼ用いることができるでしょう。しかし、乳幼児では、眠らせる（鎮静をかける）、心拍数が早く血管が細いので描出が難しい、検査を繰り返す負担が大きいといった問題も考えないといけません。

検査の方法や回数については、その長短について説明を受け、担当医とよく相談して決

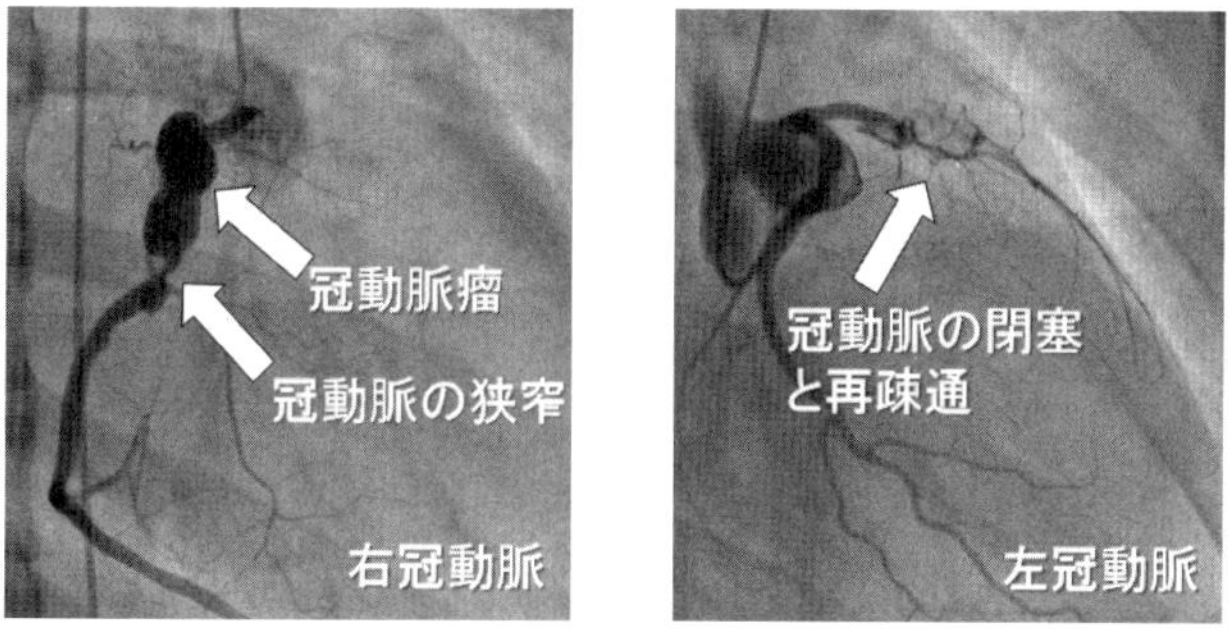

図21　心臓カテーテル検査による冠動脈造影

めてください。

心臓カテーテル検査

心臓カテーテルによる冠動脈造影（図21）は、入院が必要で全身麻酔や検査自体のリスクも皆無ではありませんが、現代でも最も信頼性の高い検査（ゴールドスタンダード）です。川崎病が好発する乳幼児では、精度の高いCTやMRIが難しいこともあり、多くの施設で実施されています。

年少児では安静を保つために鎮静薬や麻酔薬を使い、気管内に管を入れて人工呼吸を行うこともあります。カテーテルと呼ばれる直径数ミリの細い管を、通常は脚の付け根（鼠径部）から入れます。エックス線で映しながら、心臓まで進め、各部位の血圧を測定したり、酸素濃度を測定したり、造影剤を用いて心臓や血管の動きや形態を描出したりします。

川崎病では、とくに左右の冠動脈の造影検査が重要です。最近では、小さな子どもの冠動脈にも挿入できるいろいろなサイズのカテーテルが利用できます。冠動脈瘤の大きさ、形態、数のほか、左心室の動きや弁膜の逆流などを観察します。

子どもの心臓カテーテル検査全般では、重大な合併症が一〜二パーセントに起こり、死亡率は〇・二〜〇・三パーセントとされています。しかし、この数値は重症の先天性心疾患も含んでいますので、川崎病ではもっと低い値になると予想されます。

重大な合併症には、穿刺部の皮下出血・血腫、不整脈、血管の損傷、神経の損傷、感染、血栓・塞栓などがあります。造影剤のアレルギーにより、血圧低下やショックをきたすことがあります（〇・一パーセント以下）。

このように書きますと心配になるかもしれませんが、標準的な心臓カテーテル検査を行うことで、冠動脈瘤を含む心血管病変を正確に知ったほうが、より安全ともいえるのです。

CT検査

コンピューター断層（CT）撮影は（図22）、エックス線の撮影情報をコンピューターで解析し体内の画像を得る方法です。当初は一列であった画像は多列（マルチスライス）化が進み、冠動脈も評価できるようになりました。循環器内科領域では標準的な検査法とし

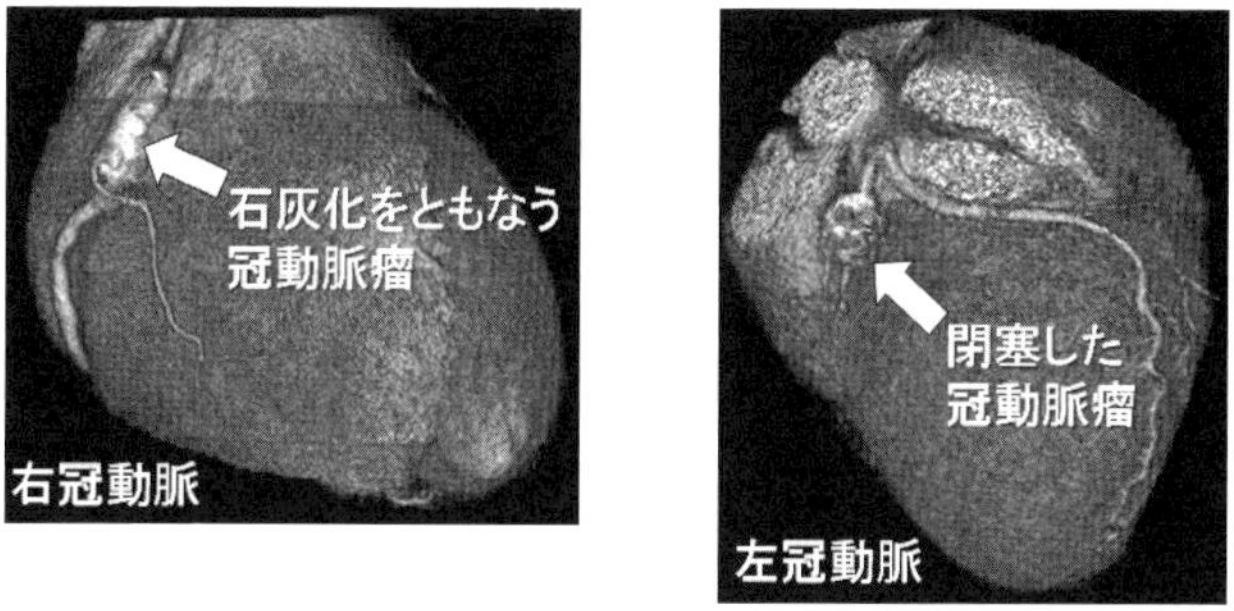

図22　CT検査による冠動脈造影

伊藤秀一編：小児コモン60疾患実践的ガイドライン活用術（中山書店、2019）より改変

て普及し、立体（３Ｄ）構築は全体像の把握に有用です。

ＣＴ検査の長所は、比較的短時間で終わり乳幼児を眠らせて行う場合も負担が少ないことです。空間分解能が良好で細い血管を描出することができ、石灰化や側副血行路の評価にも優れています。短所は、放射線被ばくがあること、造影剤を注射すること、一般に心拍数を減らす薬剤（ベータ遮断薬）の内服が必要なことです。

冠動脈のＣＴ検査の放射線被ばくは、以前は八～一五ミリシーベルト程度と、心臓カテーテル検査による冠動脈造影の三～六ミリシーベルトに比べ多いとされていました。しかし、多列化などの技術の進歩により、近年は一～三ミリシーベルトに低減できています。

MRI検査

エックス線は用いず、強い磁石と電磁波を使って体内の画像を得る検査です。MRIによる冠動脈画像（MRCA）によって、瘤だけでなく、狭窄、閉塞、瘤内血栓、内膜肥厚なども描出することができます。

長所は、放射線被ばくがなく、繰り返し実施しやすいことです。短所は、CTに比べると空間分解能に劣り、細い血管を描出しにくいこと、乳幼児は長時間眠らせる必要があることです。また、高度な技術や労力を要し、どこの施設でも行えるわけではありません。注射による造影剤投与とアデノシンという薬物負荷を用いると、心筋の血流不足（虚血）や小さな梗塞を検出することもできます。単なるMRIに比べると負担がかかりますが、冠動脈の画像から一貫して虚血の評価もできるというメリットがあります。

心筋シンチグラフィ検査

放射性同位元素という微量の放射線を出す薬剤を体内に投与し、目的の臓器に集め、放出される放射線を画像化して、薬剤の分布を調べる検査です（図23）。核医学検査、RI検査、血流イメージング、略してシンチとも呼ばれますので、以下は心筋シンチと記します。

負荷時

安静時

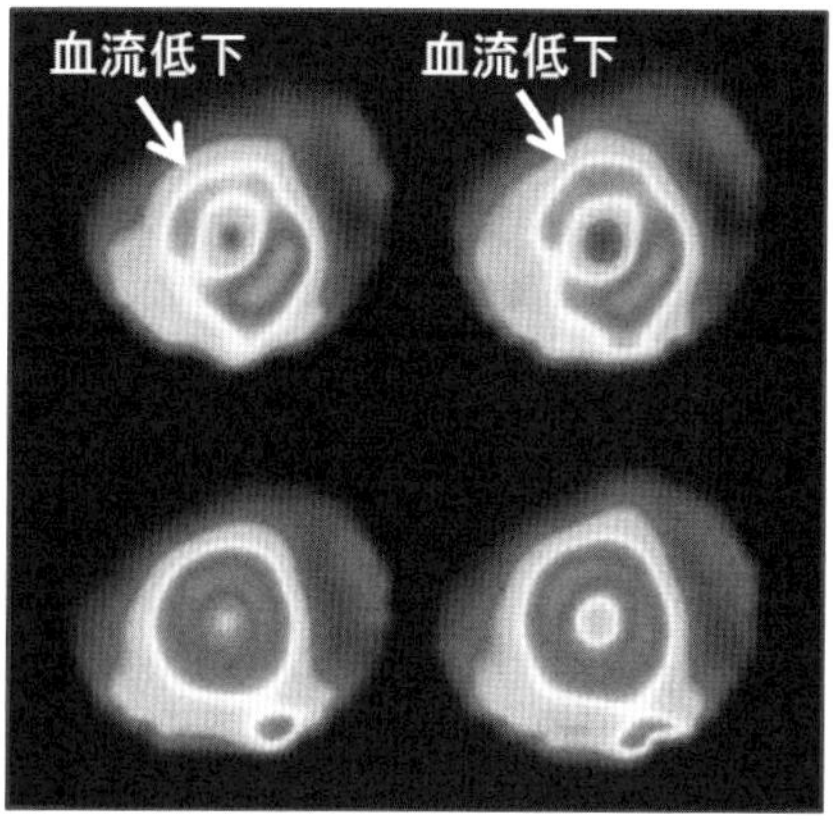

図 23　心筋シンチの画像

負荷時にみられた前壁〜中隔の血流低下（矢印）が、安静時は回復（再分布）し、心筋虚血の存在が示唆される。

三浦　大：小児科臨床 65：743-748、2012　より改変

心筋シンチに用いられる放射性同位元素は、従来はタリウムでしたが、被ばく量の少ないテクネチウムが主流になっています。安静時と負荷時で心筋血流の分布を比較することで、虚血を検出することができます。負荷方法には運動と薬物があり、薬物負荷にはアデノシンが用いられます。

長所は心筋虚血の検出に優れていることで、短所は被ばくがあること（約六〜九ミリシーベルト）、負荷によるリスクがあること、二回の撮影があるので時間を要することです。アデノシンは気管支喘息の患者さんには使うことができません。また、検査のまえにはカフェインを含む食べ物を制限する必要があります。

6　虚血性心疾患の薬物療法

冠動脈が狭くなり心筋の血液が不足する状態（虚血）、さらに詰まって心筋が壊死する状態（梗塞）に対する治療法として、本項では薬物について、次項では薬物以外について述べます。

薬物療法の目標は、心筋の酸素供給を増やすか、酸素需要を減らすことに分けられます。酸素供給（心筋の血流）を増やす薬物には、血栓症を抑える抗血栓薬と解除する血栓溶解薬および冠動脈を拡げる硝酸薬があります。酸素需要（心筋の負担）を減らす薬物には、心拍数や血圧を低下させるベータ遮断薬、カルシウム拮抗薬、レニン・アンジオテンシン系阻害薬などがあります。

抗血栓薬は、血液の固まり（血栓）ができにくくする、いわば血液をサラサラにする薬剤で、血液を固める細胞である血小板の働きを抑える薬剤（抗血小板薬）と血液を固めるタンパク質の働きを抑える薬剤（抗凝固薬）に大別されます。

違うメカニズムで働く薬剤は、組み合わせによる相乗効果があります。薬剤の効果が強くなれば、より血栓を予防できますが、出血による合併症を起こしやすくなります。そこで、冠動脈瘤の大きさなどに応じて、薬剤を使い分け、適宜組み合わせて用いられます。

成人の虚血性心疾患では、多数例に対する臨床試験の科学的根拠（エビデンス）に基づいて薬剤の方針が決まっています。川崎病に関しては、学会のガイドラインである程度の基準が定められていますが、エビデンスが不足しているため、医師や施設によって治療方針の相違が大きい傾向があります。

抗血小板薬

①アスピリン

代表的な抗血小板薬で、シクロオキシゲナーゼという酵素の働きを阻害することにより、血小板の凝集に関わるトロンボキサンＡ２の生成を抑えます。消化性潰瘍や喘息などの副作用がなければ、冠動脈瘤残存例では原則として少量で継続します。

②ジピリダモール

中等瘤以上の場合にアスピリンと併用するか、アスピリンが使用できないときの代替薬として使用されます。サイクリックＡＭＰを分解するホスホジエステラーゼという酵素の働きを抑えることで、血小板の働きを抑えるサイクリックＡＭＰ濃度が上昇し作用を発揮します。

低血圧や喘息発作の悪化のほか、重篤な冠動脈疾患が悪化する可能性があり、慎重に投与します。これは正常な冠動脈を拡大した結果、狭い冠動脈への血流が不足するためといわれています。

③パナルジン

中等瘤以上の場合にアスピリンと併用するか、アスピリンが使用できないときの代替薬として使用されます。サイクリックＡＭＰを産生するアデニル酸シクラーゼという酵素の働きを促すことで、血小板の働きを抑えるサイクリックＡＭＰ濃度が上昇し、作用を発揮します。

血栓性血小板減少性紫斑病、無顆粒球症、重篤な肝障害などの重大な副作用が指摘されていますので、定期的な血液検査が必要で、とくに開始早期には頻回にチェックするべきです。

④クロピドグレル

パナルジンと同様のメカニズムで働きますが、より副作用が少ないとされ、成人ではよく使われています。川崎病でもガイドラインには記載されていますが、保険適応はなく、取得が待たれる薬剤です。

抗凝固薬

①ワルファリン

血を固めるタンパク質（凝固因子）のうち、生成にビタミンKが必要なものがあります（第Ⅱ、Ⅶ、Ⅸ、Ⅹ因子）。ワルファリンは、ビタミンKに類似した構造を持ち、これらの凝固因子の生成を妨げます。

血栓を予防する働きは強いのですが、出血を起こすリスクも高いので、用量の緻密な調整を要します。しかも、ワルファリンに対する感受性には個体差が大きく、食事や併用薬の影響も受けやすく同一個人でも効き目が変動します。

そこで、血液凝固能検査を定期的に行い、プロトロンビン時間（ＰＴ）の国際標準比（ＩＮＲ）によって用量を調節します。日本のガイドラインでは、ＰＴ-ＩＮＲを二〜二・五の範囲にすることが勧められています。ＰＴ-ＩＮＲが一・五未満では血が固まりやすく、三以上では出血しやすいと考えられます。

出血、重篤な肝障害・腎障害、大きな手術や外傷の直後、過敏症の際は使ってはいけない（禁忌）とされています。後述するように、胎児に奇形や出血を起こすリスクがありますので、妊婦さんにも禁忌です。

食事としては、ビタミンKを多く含み、ワルファリンの効果を減弱させる納豆は食べてはいけません。緑黄色野菜の大量摂取も避けたほうがいいでしょう。風邪などで食事が十分摂れない状態が続くと、ビタミンKが不足しワルファリンの効果が増強されます。

多くの薬剤がワルファリンと相互作用を示しますので、他の薬剤を服用するときは、医師や薬剤師によく相談してください。抗菌剤（抗生物質）は、一般にワルファリンの効果を増強します。

② ヘパリン

アンチトロンビンⅢという物質を活性化し、トロンビンをはじめとする凝固因子を抑制することで作用を発揮する注射薬です。静脈注射用のヘパリンナトリウム、低分子ヘパリン、皮下注射用のヘパリンカルシウムなどがあります。

ワルファリンよりも効果の発現が早いので、その導入時に使用することがあります。血栓予防のため、心臓カテーテル検査時にも投与されます。

③直接抗凝固薬

ワルファリンによる心筋梗塞の予防効果はあると考えられていますが、投与量のコントロールが難しく、不十分であったり出血をともなったりすることがあります。そこで、大人の心房細動に対し、ワルファリンに代わって使用されている直接（新規）抗凝固薬（DOAC、NOAC）が川崎病の冠動脈瘤に使用できないか、内外で関心が高まっており、今後の治験が期待されます。

血栓溶解薬

年長児以降の急性心筋梗塞では、迅速に循環器内科の協力を得たうえで、大人と同様に、次項に述べるカテーテル治療（インターベンション）を優先していいでしょう。年少児では、カテーテル治療の適切な器具がなく手技も難しいので、薬剤による血栓溶解療法が用いられます。薬剤はウロキナーゼか組織プラスミノーゲン活性化因子（t-PA）で、静脈注射で全身に投与する方法とカテーテルを用いて冠動脈に注入する方法があります。

抗狭心症薬

ベータ遮断薬は、心拍数や心筋収縮を抑えて心筋の負担を低下させるだけでなく、心不全や不整脈に対する効果もあり、心筋梗塞後の再梗塞や死亡の予防にも用いられます。硝酸薬は、冠動脈拡張作用で心筋の血流を増やし、胸痛を示す狭心症発作に効果があります。カルシウム拮抗薬が有効とされる冠動脈攣縮は、川崎病ではまれです。最近、大人で用いられているカリウムチャネル開口薬は、川崎病に対するデータが不十分です。

その他の薬剤

冠動脈瘤の経過を良くするような薬剤も期待されます。高血圧に用いられるアンジオテンシン受容体拮抗薬が、川崎病モデル動物の冠動脈炎に有効であったという報告があります。退縮の促進を期待して、実際に併用している施設もあります。ただし、確実なデータはありませんし、保険適応もなく、今後の研究が必要です。

コレステロール値が高い大人であれば、動脈硬化の抑制のためにもスタチン系のコレステロール降下剤を内服してもいいと思います。この薬剤にも抗炎症作用があり、冠動脈瘤の経過を良くするのではないかという説があります。しかし、子どもに対する保険適応はありませんし、川崎病に対する有効性や安全性も不明です。

7 虚血性心疾患のカテーテル治療と外科的治療

高度の虚血性心疾患に対しては、薬剤の効果は一時的ですので、カテーテル治療で広げるか、外科的にバイパス手術を行う必要があります。川崎病という特殊性はあるものの、動脈硬化にともなう大人の虚血性心疾患の治療を応用しています。

いずれの治療も多数例の経験がある施設は多くありません。担当医の先生とよく相談し、必要があれば実績のある施設に紹介してもらうのもいいと思います。

カテーテル治療

心臓の中にカテーテルという細い管を入れて、狭い部分を広げる治療です。風船（バルーン）で広げられることもありますが、通常は硬くて困難です。そこで、ドリル（ロタブレーター）で削ったり、金網（ステント）を入れたりします。

外科手術に比べ確実性に劣るのですが、繰り返し行いやすいこと、胸に傷がつかないこと、身体の負担が少ないことが長所です。年齢や性別も考慮し、循環器内科医と相談して実施することになります。

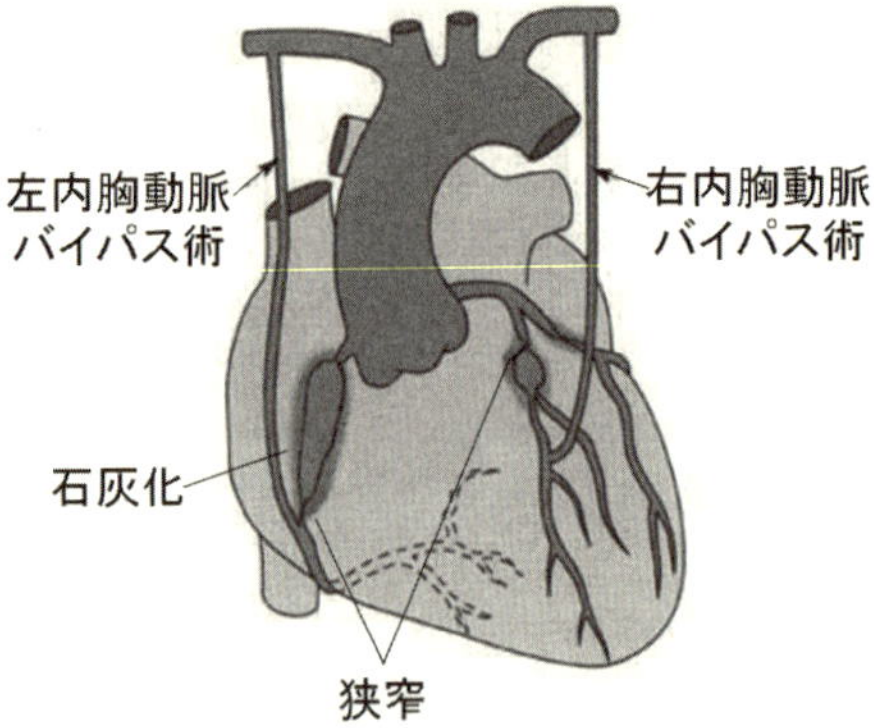

図24　冠動脈バイパス術

（公財）循環器病研究振興財団「知っておきたい循環器病あれこれ」より改変

二〇一〇年に発表された多施設共同後向き研究によれば、六七例に対するカテーテル治療の成功率は九二パーセントと良好でしたが、再治療を行った例は一〇年後で三二パーセントありました。カテーテル治療は、有効性が期待できるものの、その後の内服薬の継続や定期的検査による注意深い観察が必要です。

外科的治療

冠動脈の狭くなっている部分の先に、他の部位の血管をつなげて（吻合し）、不足している血流を回復させるバイパス手術を行います（図24）。自動車の交通に例えれば、本道の渋滞を避けるために脇道（バイパス）を作るようなイメージです。

カテーテル治療に比べ、確実性が高く、高度な病変にも対応できることが長所です。一方、繰り返し行いにくいこと、身体の負担が大きいこと、胸に傷がつくことが短所です。年齢や性別も考慮し、担当医や心臓外科医と相談して実施することになります。

バイパス手術に用いる血管（グラフトと呼びます）は、当初は下肢の大伏在静脈でしたが、長期の開存率が低いことが問題となりました。そこで、現在では内胸動脈を用いることが一般的です。その他、胃の大網動脈や前腕の橈骨《とうこつ》動脈がグラフトに用いられます。

川崎病に対し多くのバイパス手術を行っている国立循環器病研究センターの術後のグラフトの二〇年後の開存率は、大伏在静脈（二四例）では四四パーセントと低率でしたが、内胸動脈（一五四例）では八七パーセントと有意に良好でした。最近、多枝病変のバイパス手術が有効であったことが報告されています。

前述の二〇一〇年の研究によれば、八一例に対するバイパス手術の成功率は九九パーセントで、再治療を行った例は一〇年後で一六パーセントとカテーテル治療より良好でした。しかし、胸の手術創や治療の反復性を考慮すると、カテーテル治療を先行させる選択肢もあると思います。

8　社会保障制度

川崎病で冠動脈瘤を含む心血管病変のある患者さんは、小児慢性特定疾病の医療費助成制度をぜひ受けてください。医療費の公費負担を受けるために、以前には必ず申請がされていました。しかし、乳幼児医療費助成や義務教育就学時医療費助成（自治体により名称や制度が異なります）が発達し、慢性疾病がない子どもでも医療費がほとんどかからなくなったため、申請が漏れている場合があります。

診断書の発行料や年一回の更新の手間がかかる問題はありますが、小児慢性特定疾病には大きなメリットがあります。上記の一般的な医療費助成が切れた後、（自治体にもよりますが）中学生や高校生以降の医療費を、一九歳まで小児慢性特定疾病がカバーできます。入院した場合は食費が半減されます。病院側にとっては小児入院管理料や小児科療養指導管理料などが確実に算定でき、国としても医療行政にデータを活用できます。

「川崎病性冠動脈瘤」として小児慢性疾病を申請できる条件は、「一過性でないことが確実な冠動脈異常所見（拡張、瘤形成、巨大瘤又は狭窄）を確認し、継続的な治療が行われている場合」とされています。このような患者さん・ご家族で小児慢性疾病を持っていなければ、担当医に申し出てください。

次章で述べる成人期には、小児慢性疾病は当然適用されません。その受け皿となるべき指定難病に「川崎病性冠動脈瘤」は現在入っておらず、日本川崎病学会や日本小児循環器学会としても厚生労働省に働きかけています。

一八歳未満の身体障害者の心臓機能障害では、三級に該当する障害として「心エコー図、冠動脈造影で冠動脈の狭窄もしくは閉塞があるもの」、四級に該当する障害として「心エコー図、冠動脈造影で冠動脈瘤もしくは拡張があるもの」という条件が認められています。三級や四級であってもメリットがありますので、身体障害者も申請する価値があると思います。

第六章　成人期の管理

本章では、以前に川崎病になった大学生や社会人になった大人の患者さんを対象に記述します。乳幼児や小学生の患者さんの親御さんは、将来の問題として読んでください。中学生や高校生の患者さんの親御さんは、お子さんの独立を促す移行医療にぜひご協力ください。

もしかすると、中学生や高校生の患者さんご自身が読んでくれているかもしれません。その場合は、本書で川崎病の勉強をして、将来大人になっても親御さんに頼らないでご自身で健康管理ができるように努めてください。

なお、以前に川崎病にかかって今は通院していない大人の方は、子どもの頃の情報を親御さんによく確認してください。何歳でかかったのか、入院したのか（できれば施設名）、どういう治療を受けたのか（とくに血液製剤の免疫グロブリン療法を受けたのか、また有効であったか)、冠動脈瘤はあったか、何歳まで通院していたか、などの情報を訊いておくといいでしょう。曖昧な場合は、川崎病の診療を受けた施設に問い合わせることも一法です。

1　冠動脈病変の程度と管理方針

冠動脈正常、一過性拡大

川崎病に罹患したとしても、冠動脈正常で経過した方、あるいは一時的に拡大しても発病三〇病日以内に正常化した方は、ほぼ心配はありません。生活、仕事、運動に制限はなく、自由に行っていただいてかまいません。

このような方であっても動脈硬化のリスクがあるという報告もあります。私はほぼリスクがないと考えていて、患者さんとご家族には、「冠動脈瘤がなければ、川崎病はひどい風邪になったようなもので、気にする必要はありません。川崎病よりも、遺伝、喫煙、肥満、高血圧など生活習慣病のリスク因子のほうが重要でしょう」と説明しています。しかし、生涯のデータがないので、リスクがないとも断言できないのです。

したがって、若い頃から喫煙を避け、肥満にならないように食事や運動に留意した方がいいと思います。お勤めをしている場合は、定期的な健康診断を受け、異常を指摘されたら病院に受診してください。お勧めしていない場合は、いわゆる人間ドックなどを受けるのもいいかもしれません。

万が一、激しい胸痛が出た際は、早く病院に受診するべきです。とくに運動時や労働作業時に胸をつかまれるような胸痛を感じた際は、虚血性心疾患の可能性が高まります。川崎病との関連性はもちろん医師が判断することですが、子どもの頃にかかった情報をできるだけ正確にお伝えください。

拡大、小瘤

急性期に冠動脈が少し膨れたという方で、多くは子どもの頃に退縮（冠動脈径が正常化したように見える状態）していると思います。その際は、前述の正常の方と同様で、健康管理に気をつける必要はあるものの、日常生活は普通に行って差し支えありません。

仮に小瘤が残存していても、虚血性心疾患になるリスクはほとんどなく、生活にも制限は不要です。仕事や運動も普通に行ってかまいませんが、アスピリンの内服を継続している場合は、外傷や出血に注意してください。

中等瘤、巨大瘤

中等瘤や巨大瘤を合併した方は、たとえ退縮したとしても通院を要します。冠動脈の内腔が正常に見えても、血管の内膜の肥厚によるもので、元に戻ったわけではなく、将来的に狭窄性病変に進展する可能性があるからです。

冠動脈瘤が残存していたり、狭窄・閉塞をともなっていたりしている方は、通院を継続し、薬剤を内服し、定期的に検査も受けているはずです。もしも、自主的に通院を中断（いわゆるドロップアウト）していたら受診を再開してください。

2　移行医療

すべての小児慢性疾患において、思春期から大人への移行医療は重要な問題です。とくに川崎病の場合、瘤が残存していても、罹患時の記憶が薄れ、無症状のことが多いため、自主的に通院しなくなるドロップアウトが生じやすいといわれています。

大阪医科大学の片山博視先生が行った、川崎病全国調査に基づく後向き研究によれば、巨大瘤を合併した三一〇例のうち、受診が途絶えたドロップアウト症例は二四例（八パーセント）あり、このうち一六例（六七パーセント）は一九歳以降でした。やはり、大人になる際にドロップアウトしやすいことが示唆されます。

総合病院や大学病院では、小児科から循環器内科へ紹介することは、長年の結びつきを解消する心理的抵抗を除けば、比較的簡単かもしれません。しかし、その流れは単なる転科（transfer）であって、患者さんに大人として自立いただいてから紹介する移行（transition）とは異なります。小児病院では、紹介先の成人施設が定まっていないこともあり、転院や移行はより困難になります。

小児科医は、患者さんを小さい子どもの頃から診ていますので、親御さんと会話し、診療方針も本人を無視して決めてしまうことに慣れています。親御さんも、成長した後も子どもの世話をみるという意識が強く、外来受診を予約したり、患者さんに向けた質問にも横から答えたりします。

患者さん自身も、何歳になっても親御さんに任せきりという場合もあるようです。しかし、いつかは患者さんも自立しないといけません。大学や就職で独り暮らしを始めた際に、きちんと自分で管理できる必要があります。そうでないと、中等瘤以上の患者さんが自主的に通院からドロップアウトしてしまう事態が生じえます。

中学生からは最低でも病名を、高校生からは病気の説明、受診の方法、検査の必要性、薬剤の効果や副作用、病院に早く受診するべき症状、妊娠・出産の注意点などについて理解してほしいと思います。わからなければ、繰り返し説明を受け、積極的に質問をするようにしてください。親切に答えてくれるはずですし、成長した患者さんの姿を担当医もきっと喜んでくれることでしょう。

忙しい医師を助けるためにも、このような移行プログラムを、医師以外のスタッフが協力して行っている施設もあります。当院では、主に高校生から外来看護師と連携してプログラムを進めています。医師の説明を十分理解しているかどうか看護師が確認し、不足している点を段階的に補っていきます。

親御さんも心配かと思いますが、お子さんの自立を促すようにしてください。外来の予約や変更くらいなら、本人ができるのではないでしょうか。診察が始まるときは、初めはお子さん独りで入れてみてください。後から診察室に入っても、医師との会話はなるべく本人に委ねるほうがいいです。次回外来の予定や薬の必要な処方量を伝えるためにも、事前の準備を教えてあげてください。

複雑な先天性心疾患では小児循環器科医が大人のフォローを続けることもありますが、川崎病の冠動脈狭窄・閉塞からであっても狭心症や心筋梗塞を合併した際は、循環器内科医の関与は必須です。移行の必要性はより高く、循環器内科医の先生方には積極的に川崎病の診療に関わってほしいと思います。

3　動脈硬化症との関連

動脈硬化のリスクは、冠動脈病変を伴う例で高いことは種々の研究から示唆されていますが、冠動脈正常例では見解が一致していません。動脈硬化の代表的指標は、駆血《くけつ》（圧迫して血流を止めること）前後の上腕動脈の血流変化をエコーで検査する内皮依存性血管拡張能と頸動脈の内膜中膜複合体肥厚度で、加齢に相関するともいわれています。いずれも冠動脈病変がある例では異常で、ないか退縮した例は健常人と同等という報告とやや異常という報告があります。

川崎病の既往が、実際に成人期の動脈硬化の危険因子となり、虚血性心疾患の罹患が真に増えるかどうかは、今後の追跡調査を待たなければわかりません。しかし、喫煙を避け、適度な運動を心がけ、肥満に注意する生活を青年期から心がけることは悪いことではないと思います。川崎病では、冠動脈瘤が高度でなければ、生活習慣病の注意をすることで健常者よりも健康な生活を送れる可能性があります。

自治医科大学の中村好一先生は、川崎病の長期的な死亡率について、日本全体のデータと比べた標準化死亡比を調査しました。一九八二～一九九二年に川崎病にかかった六五七六人の患者さんの二〇〇九年までの標準化死亡比は、心障害のある方は一・八六（九五パーセント信頼区間一・〇二～三・一三）と高値でした。性別で分析すると、男性は高値でしたが女性は同等でした。

本研究によれば、川崎病にかかり心障害のない患者さんの標準化死亡比は、全体で〇・六五（〇・四一～〇・九六）と正常集団の約三分の二でした。冠動脈瘤などの心障害がなければ、死亡率はむしろ低いという興味深いデータです。「川崎病の患者さんは日本に生きるために有利なエリート」という自説も、あながち的外れでないのかもしれません。

4　妊娠・出産

女性の患者さんにとって妊娠・出産の問題は重要です。冠動脈瘤を含む心血管病変がなければ問題はありませんが、あれば母子ともに合併症の問題があり専門的な管理が必要です。

妊婦さんの循環血液量は、妊娠三〇週前後に最大となり、妊娠前に比べ三〇～四〇パーセント増えます。出産時のいきみも心臓に負担を与えます。妊娠中は血液中の凝固因子が高まり、とくに出産前後には血栓ができやすい状態になります。そのため、冠動脈瘤を含む心血管病変のある妊婦さんは合併症が生じやすくなると考えられます。

冠動脈正常、一過性拡大

冠動脈正常や一過性拡大の妊婦さんは普通でよく、制限は不要です。このような患者さんの妊娠・出産のリスクが、健常な方を上回るという報告はなく、総合病院でなくでも産婦人科のクリニックの受診でかまいません。

生まれたお子さんが川崎病にかかる可能性は、多少高まると予想されます。親子例は、近年増加傾向にあり、冠動脈瘤の発生率が高いという報告があります。過度の心配は不要ですが、お子さんが発熱して（とくに長引いて）医療機関に受診した際は、ご自身が川崎病になったという情報を医師に伝えてください。

拡大、小瘤

冠動脈瘤があっても退縮し内服薬がなくなった患者さんも、上記の正常の方と同様です。冠動脈瘤が残存しアスピリンを内服している場合は、出産前に一時的に中止します。アスピリンが高用量の場合は胎児に影響すると指摘されていますが、川崎病で使われるアスピリンは少量ですので継続してかまいません。

アスピリンは抗血小板作用のため出血しやすくなりますので、出産に備えて妊娠三六週頃に中止し、入院して経過観察します。アスピリンの代わりに、抗凝固薬のヘパリンを持続静注する施設もあります。出産後は少量のアスピリン内服を再開し、授乳も行ってかまいません。

中等瘤、巨大瘤

瘤が退縮して内服薬もない場合は、妊娠・出産に問題はないと考えます。しかし、何らかの心血管病変がある場合は、専門的な管理を行うため、産婦人科、新生児科・小児科、循環器内科の連携が必要ですので、病院に受診してください。通常は、通院先の病院での妊娠・出産になりますが、小児病院にかかっている場合は総合病院を紹介してもらってください。妊娠・出産を予定している場合は、内科への移行を早期に行うべきです。

巨大瘤があって、抗凝固薬のワルファリンを服用している方は、妊娠中は中止するべきです。ワルファリンは、妊娠初期に服用すると一〇〜二〇パーセントの胎児に奇形（胎児ワルファリン症候群）を起こし、胎盤を通過して胎児に出血を起こすリスクもあるからです。

妊娠中は、ワルファリンを抗凝固薬であるヘパリンの注射に切り替えるという方法があります。ヘパリンは、点滴静注であれば入院になるでしょうし、皮下注射であれば毎日二〜三回、皮下注射することになります。思春期以降の女性の患者さんでは、可能であればワルファリンの中止を検討したほうがいいと思われます。

出産の形式は、産婦人科の担当医とよく話し合って決めてください。心血管病変がある妊婦さんには帝王切開を勧める傾向がありましたが、最近では産婦人科的な必要がなければ経膣分娩でよいといわれています。硬膜外麻酔などを使った無痛分娩も考慮していいでしょう。帝王切開には予定を立てて行える長所がありますので、病院の体制によってはより安全な場合があります。国立循環器病研究センターの津田悦子先生は、冠動脈病変のある川崎病既往の妊婦さんに対する全国調査を行いました。二〇人の妊婦さんの二七回の分娩は経膣で、七例で鉗子分娩か吸引分娩を要しました。一方、一一人の妊婦さんの一九回の分娩は帝王切開でした。これらの患者さんの心イベントはなく、産科的な合併症を二例に認めたのみで、妊娠・出産の経過は良好でした。

妊娠・出産の際に心筋梗塞を起こす確率は一万人に一人以下と非常にまれですが、なった方を調べてみると川崎病を疑わせる冠動脈瘤があったという症例があります。一方で、川崎病の心血管病変として管理されていた妊婦さんが、新たに虚血性心疾患を生じたという報告はありません。妊娠・出産は計画的に行う必要がありますので、あらかじめ担当医と相談しておいてください。

第七章　川崎先生の履歴

本書の終わりに、医学的な内容を離れ、川崎先生の生い立ちやご意見を紹介します。川崎先生が新しい病気を発見し確立するに至った背景を、一般の方にも広く知ってほしいからです。

本章の内容は、『川崎病は、いま——聞き書き　川崎富作』（木魂社、二〇〇六年）、『運・鈍・根・感・厳——大学受験落第生のたわごと』（産業開発機構、一九九〇年）という二冊の書籍を主に参考にしました。

『川崎病は、いま』は、日本経済新聞社の細川静雄氏と翻訳家の原信田実氏による川崎先生へのインタビューをまとめた本です。細川氏は、川崎病の取材の過程で、「世界的な業績をあげながら、川崎さんはおそらく今まで、さまざまな局面でかなり損をしてきたに違いない。医学界に、そして一般社会に対して、真に伝えたいことを、何とか正確に聞き出して世に出せないか」と思い立ち、書かれたそうです。

「運・鈍・根・感・厳」は、いろいろな雑誌に掲載された川崎先生の寄稿文をまとめた本です。川崎病に関する話よりも、医学教育や社会体制に対する見解が多く書かれています。有名な小児科医や基礎研究者の先生方との対談も載っています。

免疫学の泰斗である東京大学医学部の多田富雄先生は、その後書きとして、「川崎さんとお酒を飲んでいると、この人の中には大きな少年が棲んでいるなー、と思うことがある」、「三十五歳の青年医師が、はじめての川崎病の子を診たときも、この少年の眼が、どこかで光っていたのではないだろうか」、「そして、川崎病という新しい疾患の概念が作り出されるに至ったのであろう」と述べています。

残念ながら川崎先生ご自身が著した自伝はありませんので、これらの書籍はとても貴重なものです。いずれも前書きとして、川崎先生が書かれた文章も載っており、お考えに触れることができます。

1　川崎先生の生い立ち

医師になるまで

川崎先生は、一九二五年二月七日に七人兄弟の末っ子として生まれました。ご実家は、東京の浅草で商売を営んでいて、富作という名前は、金持ちになってほしいという思いからつけたのだろう、と述べています。

一九三一年に待乳山小学校に入り、一年生から六年生まで級長を務めました。しかし、勉強は好きではなく、休み時間や放課後には剣玉、べーゴマ、メンコなどでよく遊んでいたそうです。川崎先生が剣玉を得意とすることはよく知られていて、国際学会のパーティーでもその腕前を披露されていました。

一九三七年に府立第七中学校（現在の都立隅田川高校）に入学しました。当時、旧制の中学校に進む生徒はクラスで五〜六人であり、担任の先生の勧めで受験したとのことですので、かなり成績が優秀だったのでしょう。

中学校は、中小企業の子弟が多いため旧制の高等学校に進む生徒も少なく、一九四一年には日米開戦も始まり、受験する雰囲気ではありませんでした。成績も中位でしたが、お母様の強いご希望もあり医師の道を考えたそうです。

しかし、医学校に入れる自信がなく、生物に興味があって自然を相手に生活したいと思い、千葉高等園芸学校（現在の千葉大学園芸学部）を受験しました。親孝行として、軍医養成のために作られた東京大学の臨時附属医学専門部（臨時医専）も受験しましたが、いずれの学校も不合格でした。

中学校での補習による浪人生活を過ごした後、東京農業大学と千葉医科大学（千葉医大、現在の千葉大学医学部）の臨時医専に合格しました。川崎先生は、東京農業大学に行きたかったのですが、お母様のご意向を汲んで、一九四三年に千葉医専に入学しました。

一九四四年には千葉県の姉ヶ崎（現在の市原市）に疎開し、汽車で通学しました。一九四五年に終戦を迎え、連合国軍総司令部（ＧＨＱ）の改革により、臨時医専の修学年限も四年制から五年制に変わりました。インターン制度が導入され、医師の国家試験も始まりました。そして、一九四八年、二三歳のとき、臨時医専を卒業し、千葉医大附属病院のインターンになりました。

医師になってから

川崎先生は、インターンを終え、一九四九年に医師国家試験を受け、合格しました。医局の選択では、手術は好きではなく、子どもが好きだったこともあり、佐々木哲丸先生が教授であった千葉医大の小児科に入りました。

附属病院で小児科の基本を学んだ後、一九五〇年に日本赤十字社中央病院（日赤中央病院、現在の日本赤十字社医療センター）に赴任しました。大学での初期研修が一年にも満たなかった理由は、入局当初に「経済的に苦しく、大学には長く残れないので、いい勤め口があったら紹介していただきたい」と佐々木教授に言ってあったからだそうです。

日赤中央病院小児科医長の内藤壽七郎先生は、東京大学小児科の医局で佐々木教授の後輩という縁もあり、千葉医大に若い医師の派遣を依頼しました。内藤先生は、日赤中央病院小児科部長、愛育病院院長を歴任し、数多くの育児書を著し「育児の神様」といわれた著名な先生です。

初めて担当した百日咳脳症の患者さんは、たまたま遺伝的な白血球異常であるペルガー氏家族性白血球核異常（現在のPelger-Huet核異常）でした。脳症の回復後も白血球が正常化せず、血液検査標本を副医長の小久保裕先生に見せたところすぐに診断がつきました。小久保先生は、この病気を日本で初めて診断された方で、川崎先生との連名で論文として発表しました。

川崎先生は、この時の経験を、「私は大きな驚きを感じましたが、それと同時に、臨床の現場で日々注意深く、粘り強く、一つひとつの症例と接することの大切さも身に染みました。ささいなことも見逃してはならない。そして正しい診断をすることこそ医師の仕事であると改めて肝に銘じたのです」と述懐しています。

一九五六年には、内藤先生が愛育病院の院長に就任します。後任は、都立養育院の小児科部長と東京大学医学部小児科の講師も兼任していた神前章雄先生でした。神前先生とは臨床や研究に関して方針の相違があったようですが、後年、川崎病の存在を認め論文化を後押ししてくれました。

川崎先生は、一九五七年、「牛乳アレルギーに関する研究」という論文を日本小児科学会雑誌に報告し、博士号を取得しました。神前先生の研究テーマは、消化不良性中毒症、疫痢、自家中毒症であったとのことで、当時の小児医療の状況が忍ばれます。

川崎先生の奥様である禮子先生（旧姓は中野）は、一九五一年に県立福島女子医学専門学校（現在の福島県立医科大学）を卒業し、インターン後に日赤中央病院小児科に入局しました。川崎先生が指導医になった縁で、ご結婚されたそうです。

その後の川崎病の発見にまつわる経緯については、小説の部分と第一章に書きましたので、本項では割愛します。より詳しい情報を知りたい方は、『川崎病は、いま——聞き書き　川崎富作』をご一読ください。

川崎先生は、日赤医療センターの勤務を一貫して続けられ、一九六八年には副部長、一九七三年には部長に就任します。改革の一環として、現職と医局の卒業生も交えた「三金会」、近隣の病院の勤務医や開業医との「山の手小児懇話会」といった勉強会を始めたそうです。現在の病診連携の先駆けといえるでしょう。

医局内では、小児科を一般小児科、新生児未熟児科、小児保健部の三部門に分けて、病気の子どもと健康な子どもを分けて診る体制としました。また、それぞれの医師に循環器、血液腫瘍、神経などの専門分野（サブスペシャリティ）を持たせるため、国内留学をさせました。このような取組みも画期的なことと思います。

一九九〇年、日赤医療センターを退職した川崎先生は、日本心臓財団が設立した「川崎病研究情報センター」の所長となります。川崎病の子どもを持つ親御さんに対する無料電話相談を行ったり、川崎病に関する文献を収集したりしました。

しかし、長年の夢である川崎病の原因究明のためには設備もスタッフも不十分であったため、川崎病研究情報センターを承継し、一九九二年に「日本川崎病研究センター」を開設しました。

資金面や制度面でのご苦労も種々あったようですが、同級生の妹さんであった小川英子氏の多額のご遺産の寄贈を契機に、日本川崎病研究センターは一九九九年に特定非営利活動法人（ＮＰＯ法人）になりました。小川英子氏の名前を冠したメモリアル・レクチャーは、今でも国際川崎病シンポジウムで開催されています。

川崎病の子どもを持つ親御さんに対する無料電話相談は、長年続けられ、面談も行ってきました。日本川崎病研究センターの運営を通して、川崎病の原因究明の研究を支援し、定期的なニュースレターによってメッセージを発信してこられました。日本川崎病学会をはじめ、川崎病に関わる学会や研究会には、奥様と一緒に参加され、お二人のお嬢様は車椅子を押してくださっています。

最近は、お歳のせいでしょうか、残念ながら学会もご欠席が目立ちます。早く回復され、元気なお姿をまた拝見したいと願っています。

2　川崎先生の思想

反骨精神と教育制度への提言

前述の二冊の書籍に記されている川崎先生の思想を一言で表すと、「反骨精神」ではないかと思います。

川崎先生はご自身のことを、優秀な生徒ではなく、試験で強制されて知識の暗記をやらされる勉強に反発的であったと語っています。反面、自分が本当に興味のある学問であれば、一心不乱に打ち込む集中力と体力と気力を持っていたと述べています。

この、勉強と学問の相違は、川崎先生が繰り返し主張していたことです。勉強とは、すでにわかっている既存の知識を覚えることです。一方、学問とは、既存の知識ではわからないことを認識し、未知なるものにチャレンジすることです。つまり、勉強は知るという作業であり、学問は知らないという作業から始まる反対のものだと喝破されています。

しかし、日本の大学受験制度は、子どもが持っている模倣性（勉強力）と独創性（学問力）の素質のうち、前者のみを評価し、後者を切り捨てていることを、川崎先生は憂慮されています。そして、欧米型の独創性を育てる教育を推奨し、種々の改革案を提言されています。

東京大学を頂点としたヒエラルキーには、一貫して批判的な意見を述べています。「東大の教授達は、自分達の既得の権益を温存するために権威を楯に窮々として、今の大学受験制度を維持しようとしている」、「大学のみならず、主要な官僚機構や外郭団体の殆どを、彼ら（東大出身者）のみで独占し、人事権を握っていて仲間だけで人事を私有化している」などと記しています。

一九七二年の日本小児科学会雑誌に寄稿した「小児科学卒後教育のあり方」というご提

言では、国際レベルの次代を担う小児科医を育成する施設には、十分な患者数がいて、診断と治療が迅速かつ正確に行われる設備とスタッフが必要である、と述べています。また、卒後教育は、初期卒後教育、専門分科教育、終生相互教育の三種に分かれ、市中病院は主に初期卒後教育と終生相互教育を、小児病院、一部の大学病院や特殊な市中病院は主に専門分化教育を担当するべきと示唆しています。このような川崎先生の提言は、現在の日本小児科学会の専門医制度の構築にも反映されており、時代を先取りしたご卓見に感服いたします。

運・鈍・根・感・厳

本のタイトルにもなった「運・鈍・根・感・厳」は、川崎病に関する講演した際に、「どうしてこのような仕事ができたのですか」という質問に対して答える、川崎先生のいわば座右の銘だそうです。

「運」は、内藤先生、神前先生、小久保先生など優れた小児科医の指導を受けたことです。日赤中央病院で多くの患者さんに恵まれたことも幸運であり、誠に人生は運命であると述べています。

「鈍」は、いい意味で馬鹿になれということです。毎日の仕事を、何が正しいか間違っているか、何がわかっているのかわかっていないのか、素直に考えて行動し、利口に立ち回るなという教えです。

「根」は、コツコツと根気よく行うことだけではありません。何事にしても、大地にしっかりと足を踏まえて、根をしっかりと張ってやらなければ、本当のことは何一つ残せないであろう、と記しています。

「感」は、第六感あるいはセンスが大切ということです。一生に一度の勘が、川崎病の発見をもたらしました。研究におけるブレークスルーは、しばしば偶然が作用します。偶然を必然とするセンスが、研究者には求められるということでしょう。

「厳」は、自分に厳しくする、ということです。川崎病の患者さんの観察、症状の体系化、既知の類似疾患との鑑別点などを論文に仕上げた過程が、自己を厳しく律した経験だそうです。川崎先生のモットーは、「医療は暖かく、医学は厳しく」です。すなわち、患者さんには優しく接し、個々の症例は徹底的に吟味するべきと述べています。

川崎先生は、これらをまとめて以下のようなお言葉を書いています。「以上の5つの条件が宝くじの当たりのように、うまく組み合わさって、川崎病が生まれたものと思う。僕の人生の中で、たった一度だけ起こった奇跡である」。

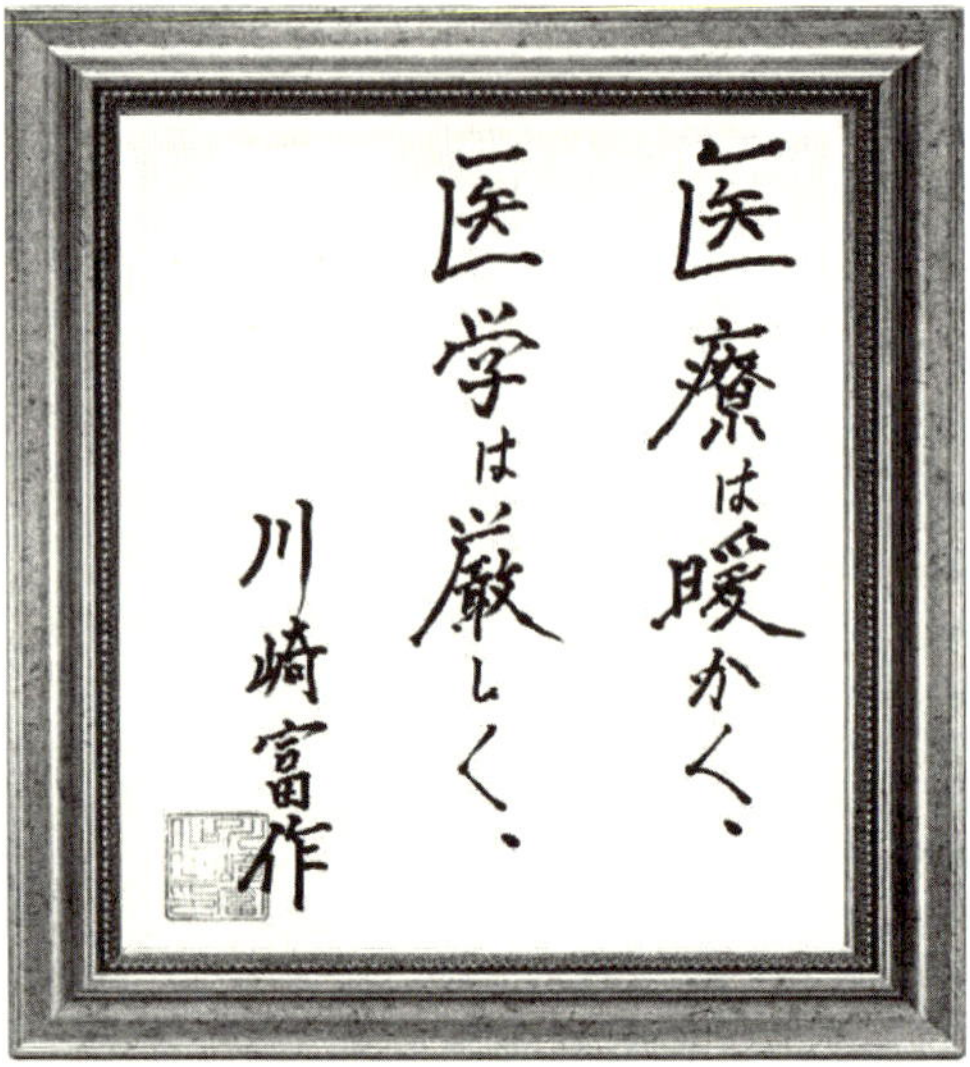

川崎富作先生自筆の色紙

3　川崎先生の受賞歴と北里先生との共通点

紆余曲折を経て世界的な業績を挙げた川崎先生は、一九八六年にベーリング北里賞、一九八七年に武田医学賞、一九八八年に日本医師会医学賞と保健文化賞、一九九〇年に朝日賞、一九九一年に学士院賞、二〇〇六年に日本小児科学会賞と名誉ある賞を次々に受けてきました。

ベーリング北里賞は、破傷風とジフテリアに対する血清療法を発見したドイツのエミール・アドルフ・フォン・ベーリング先生と共同研究者であった北里柴三郎先生を称え、免疫学の分野で優れた業績を挙げた研究者に与えられる賞です。血清療法はワクチンの開発につながり、ベーリング先生は一九〇一年に第一回のノーベル生理学・医学賞を受賞しています。

北里先生も、その業績からノーベル賞を共同受賞しても不思議ではなかったといわれています。北里先生は、東京医学校（現在の東京大学医学部）を卒業し、一八八五年にドイツに留学して結核菌やコレラ菌を発見したロベルト・コッホ先生に師事しました。そして、破傷風菌の嫌気性培養や血清療法といった成功を収め、一八九一年に帰国します。

しかし、当時は重大な国民病であった脚気《かっけ》の病因論をめぐり、細菌説を唱えた東京大学教授の緒方正規先生と対立し冷遇されたそうです。福澤諭吉先生は、その窮状を救うべく私立伝染病研究所を設立し、初代所長として北里先生を迎えました。

伝染病研究所からは、一八九七年の志賀潔先生による赤痢菌の発見など数々の成果が挙げられたのですが、国立研究所（現在の東京大学医科学研究所）となった後、一九一四年に東京大学教授の青山胤通先生が所長に任命されます。

北里先生は、この人事に反発して辞任し、部下を伴い私立北里研究所を設立します。そして、福澤先生の亡くなられた後、一九一七年に慶應義塾大学医学部を創設し、初代医学部長となりました。一九二三年には日本医師会を設立し、初代会長に就任します。

北里先生は東京大学の出身ですが、当時の医学界を牛耳っていた教授たちと対立し、一九三一年に亡くなるまで在野で活躍しました。画期的な業績を挙げながら、旧弊なアカデミズムと闘った履歴は、川崎先生と相通ずるものがあると思います。医学史の中で、北里先生や川崎先生の名前は永遠に残るでしょうが、彼らを批判した教授たちの名前は風化することでしょう。

北里研究所は、創立五十周年記念事業の一環として、一九六二年に北里大学、一九七〇年に北里大学医学部を開設しました。紙幣の肖像が、二〇二四年を目途に、一万円札は福澤先生でなくなり、千円札が北里先生に変わるというニュースがありました。福澤先生と北里先生の深い関わりを思うと、肖像の交代には感慨深いものがあります。

さて、脚気の原因については、当初、細菌による伝染病説と食事による栄養欠乏説を巡る論争がありました。北里先生や志賀先生は、東京大学の教授たちと陸軍軍医の森林太郎先生が唱えた伝染病説を否定しました。学問的な論争だったのでしょうが、当時の封建的な医学会では師に背くことが問題視されたそうです。

一方、栄養欠乏説を唱えた海軍軍医の高木兼寛先生（東京慈恵会医科大学の創始者）は、軍の食事に麦飯を導入し脚気を減少させることに成功します。そして、麦や玄米に含まれるオリザニンが脚気の原因であるという一九一〇年の鈴木梅太郎先生の報告は、後のビタミンＢ１の発見の礎になるのです。しかし、東京大学医学部長の青山先生は伝染病説に固執した結果、脚気対策が遅れ、一九四〇年頃まで毎年約一万人の死者が出たといわれています。

この経緯は、陸軍対海軍、西洋医学対東洋医学、権力対反権力といった構図に加え、誤った原因論を主張した森林太郎先生が名高い小説家の森鴎外先生であること、福澤先生や北里先生といった著名人も登場することから、ノンフィクションの『模倣の時代』（板倉聖宣、仮説社）、小説の『白い航跡』（吉村昭、講談社）などの書物のテーマになっています。

川崎先生は、『模倣の時代』の読後の感想として、「大変興味深く読むことができた」と賞賛しています。そして、「権力に目がくらむと真理を見失う好例である」、「今日われわれ科学者たらん者はもって他山の石とすべきことである」と感想を述べています。

川崎先生は、わが国の小児科学の発展に貢献した医師に贈られる日本小児科学会賞の第一回を受賞しました。ちなみに、二〇一二年に第七回を受賞した加藤裕久先生は、前述のように川崎病の心臓合併症を初めて明らかにした方です。日本の小児科の歴史における川崎病の重要性がおわかりになると思います。

エピローグ　世界に広がる川崎病

二〇〇六年四月、第一回の日本小児科学会賞を受賞するため、川崎が金沢駅に降り立ったのは八一歳のときである。

妻の禮子を連れ添って、日本小児科学会の学術集会の会場に向かう。北陸の古都にも春の気配があり、陽射しは暖かかった。

ホテルの講演会場に入ると、満席で立ち見の者も少なくなく、その数は数百人を下らないと思われた。川崎の受賞を喜び、講演を聴こうと集まってきた者の熱気があふれている。

座長の案内に導かれ川崎は壇上に登った。会場をゆっくりと見渡すと、老若男女の多数の小児科医に交じって、席の前方には愛弟子や同志など懐かしい顔が並んでいた。

御礼のあいさつを述べ、記念講演が始まると会場が暗くなりスライドが上映される。川崎は軽く咳払いをして、ゆっくりと語り出した。

数知れず講演してきた内容であるが、今日はまた格別の日であった。日赤病院での川崎病の発見、東京都小児科地方会での論争、全国調査による突然死の判明といった紆余曲折の歴史があった。スライドには示しきれない懐かしい思い出が鮮明によみがえる。

一九七四年には、米国の小児科学会雑誌である『ペディアトリクス』誌に川崎病の英文論文が掲載された。不慣れな英語で書くことは、本当に大変な作業であり、論文が載った雑誌を手にしたときの心が震えるような感動は今でも鮮明に覚えていた。

論文の掲載には米国人の支援もあった。乳児肝炎の業績で有名な南カリフォルニア大学のベンジャミン・ランディングが一九七二年に来日した際、東大の小林登教授の紹介で、川崎病の説明をする機会が得られた。


用意したスライドをじっくりと見たランディングは、黒板に次々と鑑別診断を挙げ、

「この病気はどれにも当てはまらない」

と川崎病の独自性を世界で初めて認めてくれた。

「とても興味深いことを教えていただき感謝している」

と言ったランディングと強い握手を交わし、川崎は世界への第一歩を踏み出した思いがした。

一九七四年に完成直前の論文をランディングに送ると、『ペディアトリクス』誌への投稿の手続きをとってくれたのである。

一方、ブドウ球菌性熱傷様皮膚症候群の研究で知られるハワイ大学のマリアン・メリッシュは、独自に川崎病の症例を経験し、一九七四年の米国小児科学会で報告した。九人の症例のまとめで、一人は心筋梗塞で突然死していたことは、日本の報告と合致していた。

メリッシュの同僚のユーニス・ラルソンは、ランディングの弟子にあたり、死亡例についての相談を受けていた。そこで、ランディングが「それは川崎が発見した病気だ」と指摘してくれた。それまでメリッシュは自分たちが新しい病気を見つけたと思っていたが、川崎に連絡をとり、情報の提供を求めたのである。

メリッシュは、さらにハワイにおける一六人の患者をまとめ、一九七六年に米国で初めての川崎病の論文を発表した。患者の多くはアジア人で、一二人は混血を含めた日系人であり、遺伝的な素因を明らかにした意味でも貴重であった。

前後して一九七五年には前述した久留米大学の加藤と京都府立医科大学の尾内善四朗が、川崎病の冠動脈瘤に関する英文論文を掲載し、世界的に注目が集まった。

ついに、川崎病は一九七八年に世界保健機構の疾病分類に登録され、一九七九年には世界で最も権威のある『ネルソン』という英語の教科書に新しい疾患として記載された。

スライドが一段落し、川崎はマイクの横に用意されたコップの水を飲み、数秒の休憩をとった。傘寿を過ぎて、さすがに体力の衰えを感じる。

満座の聴衆はじっと聴き入り、メモを熱心にとる者も少なくなかった。自分を見つめる小児科医、とくにこれからの時代を担うであろう若手の医師を意識して、川崎は講演の締めに入った。


日本では、一九七九年、一九八二年、そして一九八五〜一九八六年の三回にわたり川崎病の大流行があった。突然死の危険性とあいまって、マスコミにも取り上げられ、川崎病は社会問題にもなった。

川崎は数々の国際学会に招かれ、一九八〇年にはスペインで開かれた第一六回国際小児科学会で川崎病のシンポジウムが開かれた。

シンポジウムの座長を頼まれた川崎は、英語を得意としないので最初は断わったが、押し切られて引き受けることになり、英語の武者修行に米国に出かけることにした。ハワイ、アトランタ、ピッツバーグ、ボストンなどの都市を一か月かけて回り、英語を話す度胸はついた。

その成果で見事にシンポジウムを仕切ることができ、川崎は胸をなでおろした。学会のパーティーでは、世界中の医師からサイン攻めに合った。

一九八一年には第一回川崎病研究会が東京で、一九八三年には第一回国際川崎病シンポジウムがハワイで開かれた。

こうして、川崎病は日本でも世界でも認知されるようになっていった。川崎自身は、自分の名前を病気につけたことはないのだが、その業績を評価する者が病名を広めてくれたのである。

時代の流れとともに、川崎病を批判する意見はなくなり、存在は確固たるものとなった。自分の努力というより、真実が勝ったということなのだろう、と川崎は思いながら講演を終えた。


一時間におよぶ発表が終わると、会場を埋め尽くした聴衆から万雷の拍手があり、川崎の胸を熱くした。

無事に受賞式が終わり、壇を降りると、懐かしい面々が寄ってきて、祝福の声をかけてくれた。

その中に、東大の小児科教授であった柳澤正義の顔もあった。柳澤は小児循環器を専門とし、二〇〇〇年の退官記念講演では川崎病を取り上げた。

昔、川崎病を真っ向から否定した東大の教授はすでに逝去している。仮にこの場にいたら、どうしたであろうか。ドラマや映画であれば土下座でもするのかもしれないな、そんな場面を夢想して川崎は微笑んだ。

「何がおかしいの」

いつの間にか横に立っていた禮子が問いかけた。

「いや、ちょっとね」

と川崎ははぐらかすと、

「今まで本当にありがとう」

真面目な顔に戻り、愛妻に向き合った。そして、今もらったばかりの賞状を掲げ、

「この賞はきみのおかげでもらえた」

と言った。

おわりに

本書をご購読いただきまして、誠にありがとうございました。川崎先生のご業績と川崎病に関するご理解が、少しでも深まったのであれば幸いです。

最後に川崎病の臨床研究について述べます。研究というと、日本では基礎研究のイメージが強いのですが、臨床研究も大切で、合わせて車の両輪となるものです。試験管レベルや動物実験で効きそうな薬剤がわかったところで、机上の理論に過ぎません。

実際の患者さんに使ってみて、初めて有効性や安全性がわかります。その証明には多数の症例数が必要で、研究デザイン、データ管理、統計解析などの質を保つためには研究費も高額になります。

このような臨床研究の日本の水準は、日本川崎病学会では十分とはいえず、バイアス（偏見）の多い後向き研究が幅を利かせています。レイズスタディーのような多施設共同の前向き研究を、さらに発展させるべきです。今後、免疫グロブリン不応例の対策など重症度の層別化、不全型の早期かつ正確な診断を進めることができれば、冠動脈瘤をゼロに近づけることができるでしょう。

冠動脈瘤を合併した患者さんには、狭心症や心筋梗塞といった虚血性心疾患を予防するような適切な薬物療法を確立する必要があります。虚血性心疾患になったら受けるカテーテル治療や冠動脈バイパス手術も技術を進め、その長期的なデータも明らかにしていくべきです。このためにも、始まったばかりのレジストリ研究をより多くの施設で長く続けたいものです。

このように高度な臨床研究を臨床試験、臨床試験のうち保険承認を得るものを治験と呼びます。従来、子どもの治験は制約が多くなかなか進みませんでした。しかし、保険適応のない薬剤を使うことは、企業から安定的に製造・販売される保証、子どもに適切な製剤の開発、保険査定を受けるリスク、医療裁判で不利、副作用被害の際の確実な保障などの複数の問題があります。

一般の方や川崎病の患者さんとご家族の方は、臨床研究がなければ医療が発展しないことをご理解ください。仮に臨床研究や治験にお誘いがあった際は、よく説明を聞いた上で、ご納得できればご参加いただきたいと思います。

川崎先生は、初めて未知の症状の患者さんに出会った際に、無理に診断をつけようとしませんでした。いわば保留事項として、同様の症状がある患者さんが出現したとき、データをまとめ新しい病気の発見に結びつけたのです。加藤先生は、川崎病の冠動脈瘤が退縮する現象を初めて報告しましたが、当初は誰も信じてくれなかったそうです。

いわゆる受験秀才は、先生に習ったことや教科書に載っていることが絶対だと思い込んでいます。そういう医者であれば、過去の病名を無理につけて満足したり、冠動脈造影の検査を間違いと決めつけたりしていたかもしれません。テストには正解がただ一つあると信じているからです。

しかし、川崎先生のお言葉を借りれば、「未知なるものに鈍感」では本当に大きな成果を挙げる研究はできません。加藤先生のお言葉を借りれば、教科書に載っていないことこそが研究のテーマになるのです。

加藤先生が好まれた「セレンディピティ」という言葉は、偶然をきっかけに新たな発見をすることを意味します。予想外の現象に遭遇した際、既知の概念に押し込めるのではなく、未知のアイデアを膨らませることは、研究の出発点になります。

読者の皆さんも、社会に出たら学生時代の勉強は卒業し、教科書に書いてない問題を見つけてください。その問題を追求する研究こそが価値が高いのです。医師の方は、学会のガイドラインを金科玉条のごとく信じるのではなく、ガイドラインを書き換える気概で臨床研究を行ってほしいと思います。

川崎病研究に携わるものにとって、原因の究明が最重要のテーマであることは間違いありません。しかし、内外の優れた研究者が種々の手法を駆使してきた問題であり、川崎病以外の血管炎の多くは原因不明であることから、一朝一夕に解決するものではないと予想されます。

感染、免疫、遺伝、病理など基礎研究のデータは蓄積されていますし、これからも発展することでしょう。今まで唱えられてきた病因論の多くは、単一施設からの発表が主でしたが、正しい理論であれば他施設でも追試できるものでなければいけません。

川崎病に関わる医療関係者や研究者の願いは、川崎病になった子どもたちの苦しみが少しでも和らぎ、冠動脈瘤などの合併症を減らすことです。冠動脈瘤ができても、経過をなるべく良くし、虚血性心疾患を予防したいと思っています。

保育園、幼稚園、学校での生活を元気に過ごし、仕事について普通の社会生活を送り、できれば結婚、妊娠・出産なども無事に迎えられるようにしたいものです。そのためには、子どもから大人になる移行医療にも取り組まなければなりません。

川崎病の患者さんとご家族の方々、診療を一緒に行っていただいた医師、看護師、薬剤師、検査技師、放射線技師、栄養士、ソーシャルワーカー、事務の方々、研究をご支援いただいた臨床研究コーディネーター、データマネージャー、生物統計家の方々、学会で励ましあい熱く議論した研究者の方々、川崎病の親の会の方々、皆様のおかげで本書を出すことができました。心より御礼申し上げます。また、御多忙な執筆活動の中で帯に広報文を書いていただいた池井戸潤先生に深謝申し上げます。

二〇一九年十月吉日

61） Noto N, et al.: Pediatr Cardiol　30:262-268, 2009
62） Gupta-Malhotra, et al. J Pediatr 155:572-577, 2009
63） Nakamura Y, et al. J Epidemiol 23: 429-434, 2013.
64） McAndrew P, et al. Int J Obstet Anesth. 9: 279-281, 2000.
65） Tsuda E, et al. Cardiol Young 16: 173-178, 2006.

第７章　川崎先生の履歴

前述の書籍に基づき，参考にした論文は特にありません。

2017.
37） Miyata K, et al. Lancet Child Adolesc Health. 2: 855-862, 2018.
38） Hamada H, et al. Lancet 393: 1128-1137, 2019.
39） Tremoulet AH, et al. Lancet 383: 1731-1738, 2014.
40） Kanai T, et al. Circulation 124: 2822-2828, 2011.
41） Hokosaki T, et al. Pediatr Int. 54: 99-103, 2012.

第５章　心血管病変の診療と遠隔期の管理

42） Takahashi K, Int J Rheum Dis. 21: 31-35, 2018.
43） Kato H, et al. Circulation. 94: 1379-1385, 1996.
44） Tsuda E, et al. Pediatr Cardiol. 26: 73-79, 2005.
45） Tsuda E, et al. J Pediatr. 188: 70-74.e1, 2017.
46） Miura M, et al. JAMA Pediatr. 172: e180030, 2018.
47） Fukazawa R, et al. Circ J. 82: 239-246, 2017.
48） Tacke CE, et al. J Allergy Clin Immunol 131: 1701-1703, 2013.
49） Chang A, et al. Pediatr Int. 60: 613-617, 2018.
50） Layton JB, et al. Paediatr Perinat Epidemiol 32: 448-457, 2018.
51） Suda K, et al. Circ J 73: 1319-1323, 2009.
52） Onouchi Z, et al. Circ J 69: 265-272, 2005.
53） Baker AL, et al. J Pediatr. 189: 61-65, 2017.
54） Barry MJ, et al. N Engl J Med 366: 780-781, 2012.
55） Harada M, et al. Pediatr Int 55: 690-695, 2013.
56） Muta H, et al. J Pediatr. 157: 120-126, 2010.
57） Kitamura S, et al. Circulation 120: 60-68, 2009.
58） Tadokoro N, et al. Ann Thorac Surg (on publicaton), 2019.

第６章　成人期の管理

59） 神山　浩．小児科臨床　69：643–650，2016.
60） Niboshi A, et al. Eur J Pediatr 167:189-196, 2008

12) Hara T, et al. Clin Exp Immunol 186: 134-143, 2016.
13) Rodó X, et al. S Proc Natl Acad Sci USA 111: 7952-7957, 2014.
14) Onouchi Y, et al. Nat Genet. 40:35-42, 2008
15) Onouchi Y, et al. Nat Genet 44:517-521, 2012.

第３章　川崎病の診断

16) Yanagisawa D, et al. Pediatr Int 58: 1105-1111, 2016.
17) Lin KH, et al. BMJ Open 5: e006703, 2015.
18) Tomobe Y, et al. JMA J. 2: 47-53, 2019.
19) Kawai R, et al. Acta Paediatr. 107: 1049-1054, 2018.
20) Gamez-Gonzalez LB, et al. Pediatr Int. 60: 781-790, 2018.
21) Kobayashi T, et al. Circulation 113: 2606-2612, 2006.
22) Egami K, et al. J Pediatr 149: 237-240, 2006.
23) Sano T, et al. Eur J Pediatr 166: 131-137, 2007.
24) Kobayashi T, et al. J Am Soc Echocardiogr 29: 794-801, 2016.

第４章　川崎病の急性期治療

25) Takahashi T, et al. Pediatr Rheumatol Online J 13:44, 2015.
26) Kato H, et al. Pediatrics 63:175-179, 1979.
27) 草川三治，ほか．日小児会誌 90：1844–1849，1986.
28) Furusho K, et al. Lancet 2: 1055-1058, 1984.
29) Newburger JW, et al. N Engl J Med 315: 341-347, 1986.
30) Newburger JW, et al. N Engl J Med. 324: 1633-1639, 1991.
31) Kobayashi T, et al. Lancet 379: 1613-1620, 2012.
32) Ogata S, et al. Pediatrics 129: e17-23, 2012.
33) Okada K, et al. Eur J Pediatr 168: 181-185, 2009.
34) Newburger JW, et al. N Engl J Med. 356: 663-675, 2007.
35) Miura M, et al. Paediatr Child Health. 16: 479-484, 2011.
36) Wardle AJ, et al. Cochrane Database Syst Rev 1: CD011188,

4） 日本循環器学会，ほか（班長　山岸 正和，玉木 長良）：慢性冠動脈疾患診断ガイドライン（2018年改訂版）http://www.j-circ.or.jp/guideline/pdf/JCS2018_yamagishi_tamaki.pdf
5） McCrindle BW, et al.: A scientific statement for health professionals from the American Heart Association: Diagnosis, treatment, and long-term management of Kawasaki disease. Circulation. 135: e927-e999, 2017.
6） D Eleftheriou, et al. Management of Kawasaki disease. Arch Dis Child 99: 74-83, 2014.

3. 論文

科学論文では，引用箇所に文献の番号を付けますが，煩雑になるので本書ではやめました。データや図表を引用した主要な参考文献のみ提示し，タイトルは割愛します。

第１章　川崎病の歴史

1） 川崎富作．アレルギー　16：178–222，1967.
2） 川崎富作．日小会誌　75：433–434，1971.
3） Kawasaki T, et al. Pediatrics 54: 271-276, 1974.
4） Melish ME, et al. Am J Dis Child 130: 599-607, 1976.
5） Kato H, et al. J Pediatr 86: 892-898, 1975.
6） Shibuya N, et al. Pediatrics 110: e17, 2002.

第２章　川崎病の疫学・原因・病態

7） Makino N, et al. Pediatr Int 61: 397-403, 2019.
8） Nagata S, et al. Immunology 128: 511-520, 2009.
9） Rowley AH, et al. J Infect Dis 203: 1021-1030, 2011.
10） Rowley AH, et al. J Immunol 159: 5946-5955, 1997.
11） 三浦大．日小循誌　24：3–10，2008.

4）日本川崎病学会　編集：川崎病学．診断と治療社，2018.
5）川崎富作　監修：川崎病（MCLS）診断のポイントと治療の実際―診断の実際からフォローアップまで―．日本メディカルセンター，1981.
6）川崎富作ほか　編集：川崎病．南江堂，1988.
7）石井正浩　編集：川崎病のすべて（小児科臨床ピクシス 9，全訂新版）．中山書，2015.
8）日本川崎病学会：川崎病の基本．協和企画，2015.
9）Saji T, et al. ed.: Kawasaki disease. Springer, 2017.

2. 診断の手引きとガイドライン

日本川崎病学会，日本小児循環器学会，日本循環器学会，米国心臓協会（AHA）などから，診断の手引きやガイドラインが発表されています。日本の改訂作業には著者も関わっているので，本書の内容には最新の情報を反映するように心がけました。

1）は日本大学の鮎沢衛先生が中心になり，本年五月，十七年ぶりに改訂されました。2）は日本医科大学の深澤隆治先生が班長として改訂作業中で，3）は私が班長になり改訂する予定です。4）は成人の慢性冠動脈疾患の診断のガイドラインで，川崎病を含む小児疾患にも言及しています。5）は米国，6）は英国における川崎病のガイドラインです。

1）川崎病診断の手引き　改訂第 6 版　http://www.jskd.jp/info/pdf/tebiki201906.pdf
2）日本循環器学会，ほか（班長　小川俊一）：川崎病心臓血管後遺症の診断と治療に関するガイドライン（2013 年改訂版）．http://www.j-circ.or.jp/guideline/pdf/JCS2013_ogawas_d.pdf
3）日本小児循環器学会（執筆責任者　佐地勉）：川崎病急性期治療のガイドライン（平成 24 年改訂版）．日本小循会誌．28（Supple 3）：s1–s28，2012.

参考文献

本書の執筆にあたり参考にした書籍，論文を掲載します。すべてを網羅することはできないので，主要なものに限ることをご了承ください。引用内容に関しての責任はすべて著者にあります。

1. 書籍

【一般書】

最近では，川崎病に関する一般向けの書籍はほとんどありません。川崎先生ご自身のお言葉をインタビューで残した 1）は，医学的に多少古くなっている部分はありますが，現在では貴重な記録です。2）は川崎先生のエッセイや寄稿文をまとめた本，3）は親の会の代表である浅井満様がご子息の闘病について記した本で，いずれも入手困難です。

1） 細川静雄，原信田実：川崎病は，いま（聞き書き川崎富作）．木魂社，2006 年．

2） 川崎富作：運・鈍・根・感・厳—大学受験落第生のたわごと．産業開発機構，1990．

3） 浅井満：朝をください—川崎病と闘った隆の記録．径書房，1986 年．

【医学書】

日本川崎病学会が中心になって作成した 4）は，最新の知識をまとめた教科書であり，歴史的には 5）や 6）の後継に位置づけられます。7）はビジュアル的に優れていますが，一部の記載に内容の偏りがあるように思います。8）は若手医師向けの入門書で，川崎先生が総監修をしています。9）は佐地先生が中心になって編集した英語の教科書です。この他にも数冊の書籍がありますが，いずれも入手困難です。

た行

な行

は行

ま行

や行

ら行

わ

索　引

あ行

か行

さ行

著者　三浦　大（みうら　まさる）
東京都立小児総合医療センター副院長、医学博士
1960年、千葉県生まれ。慶應義塾大学医学部卒業後、同大学医学部小児科学教室に入局。
横浜市立市民病院小児科医員、東京都立清瀬小児病院循環器科医長、東京都立小児総合医療センター循環器科部長を経て、2018年より現職。
専門は小児循環器学、特に川崎病。

主な著作
『はじめて学ぶ小児循環器』編著（診断と治療社、2015年）
『川崎病学』編集代表（診断と治療社、2018年）
慶應義塾大学在学中は推理小説同好会に所属。短編小説「鮎川哲也を読んだ男」が『無人踏切』（鮎川哲也編、光文社、1986年）に収載。

川崎病――増え続ける謎の小児疾患

2019（令和元）年 11 月 15 日　初版 1 刷発行

著　者　三浦　大

発行者　鯉渕 友南

発行所　株式会社　弘　文　堂　101-0062　東京都千代田区神田駿河台 1 の 7
TEL 03(3294)4801　振替 00120-6-53909
https://www.koubundou.co.jp

装　丁　神長文夫＋坂入由美子
組　版　堀 江 制 作
印　刷　三 報 社 印 刷
製　本　井 上 製 本 所

ISBN 978-4-335-76020-4